DE LA PÉNÉTRATION

DES

CORPS PULVÉRULENTS

GAZEUX, SOLIDES ET LIQUIDES

DANS LES VOIES RESPIRATOIRES

AU POINT DE VUE DE L'HYGIÈNE ET DE LA THÉRAPEUTIQUE

MÉMOIRE

LU A L'ACADÉMIE DES SCIENCES DANS LA SÉANCE
DU 16 SEPTEMBRE 1861

Par le Docteur Édouard FOURNIÉ
(DE L'AUDE).

PARIS

ADRIEN DELAHAYE, LIBRAIRE-ÉDITEUR

PLACE DE L'ÉCOLE-DE-MÉDECINE, 23.

1862

DE LA PÉNÉTRATION

DES

CORPS PULVÉRULENTS

GAZEUX, SOLIDES ET LIQUIDES.

DANS LES VOIES RESPIRATOIRES

AU POINT DE VUE DE L'HYGIÈNE ET DE LA THÉRAPEUTIQUE.

OUVRAGES DU MÊME AUTEUR :

De l'emploi thérapeutique de l'eau d'Alet.

Des rapports des médecins et des pharmaciens avec les sociétés de secours mutuels.

Chez J.-B. Baillière et Fils.

Paris. — Imprimerie de L. Martinet, rue Mignon, 2.

DE LA PÉNÉTRATION

DES

CORPS PULVÉRULENTS

GAZEUX, SOLIDES ET LIQUIDES

DANS LES VOIES RESPIRATOIRES

AU POINT DE VUE DE L'HYGIÈNE ET DE LA THÉRAPEUTIQUE

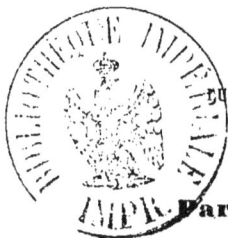

MÉMOIRE

LU A L'ACADÉMIE DES SCIENCES DANS LA SÉANCE
DU 16 SEPTEMBRE 1861

Par le Docteur Édouard FOURNIÉ
(DE L'AUDE).

PARIS

ADRIEN DELAHAYE, LIBRAIRE-ÉDITEUR
PLACE DE L'ÉCOLE-DE-MÉDECINE, 23.

1862

DE LA PÉNÉTRATION

DES

CORPS PULVÉRULENTS

GAZEUX, SOLIDES ET LIQUIDES

DANS LES VOIES RESPIRATOIRES

AU POINT DE VUE DE L'HYGIÈNE ET DE LA THÉRAPEUTIQUE.

———

Dans le mémoire que j'ai l'honneur de soumettre au jugement de l'Académie, je me suis proposé d'étudier une question qui intéresse à la fois l'hygiène et la thérapeutique : je veux parler de la pénétration des corps, sous toutes les formes, dans les voies respiratoires.

Au point de vue de l'hygiène, cette question a une importance majeure : la plupart des professions, comme le dit Hippocrate, sont nuisibles et onéreuses à ceux qui les pratiquent, mais agréables et utiles à ceux qui en ont besoin (1). Cette vérité est surtout applicable aux professions qui obligent ceux qui les exercent à vivre dans une atmosphère de poussière nuisible par son abondance ou par ses propriétés toxiques. Ces conditions, on le sait, sont très fréquentes.

Au point de vue de la thérapeutique, notre sujet n'est pas moins intéressant : l'application directe des remèdes

(1) *De flat.*, n° 1, page 295, édition de Foësius, 1621.

sur le siége du mal offre des ressources si précieuses au médecin que, de tout temps, on s'est préoccupé de généraliser cette application, et de conquérir à la médication topique les principaux organes de l'économie. Grâce à cette médication, on a pu effacer le mot *incurable*, attaché comme une prédiction sinistre à une foule de maladies ; l'art a su les dompter dès qu'il est arrivé jusqu'à elles.

Cependant l'appareil respiratoire paraît avoir échappé jusqu'à présent à l'heureuse influence des remèdes topiques ; la nature a pris des précautions infinies pour le soustraire à nos moyens d'action, et ce n'est que par la ruse ou les expédients que nous pouvons l'atteindre. Cette difficulté est d'autant plus fâcheuse, que nos maîtres ont épuisé toutes les ressources de leur génie à combattre certaines affections de la poitrine par les médications générales ; ils ont tout essayé, tout employé en vain, et le dernier mot de leur expérience a été qu'il fallait ouvrir aux remèdes topiques une route facile à travers les voies respiratoires.

Les générations successives ont cherché naturellement à féconder cette idée ; nous avons vu employer les vapeurs d'eau minérale, les fumigations résineuses, balsamiques, aromatiques, la fumée des cigarettes médicamenteuses, la vapeur d'iode, etc., etc. Mais, soit que ces remèdes n'arrivent pas sur le siége du mal, soit que leurs propriétés ne modifient pas suffisamment la maladie elle-même, les résultats obtenus jusqu'à présent sont peu satisfaisants, et les bons esprits disent qu'il faut trouver mieux. Pour arriver à ce mieux si désiré, nous avons pensé qu'il fallait avant tout s'enquérir de la possibilité d'arriver directement jusqu'aux vésicules pulmonaires ; de rechercher ensuite les lois ou plutôt les moyens les plus propres à atteindre ce résultat, étant persuadé que le remède guérisseur sera bientôt trouvé (s'il est

trouvable) dès que l'on connaîtra les moyens de l'appliquer.
Tel est le but de nos efforts : le terrain sur lequel nous
avons travaillé est peu connu, aussi avons-nous demandé
des lumières à la physique, à la chimie, à la physiologie
expérimentale, à la pathologie. Le laryngoscope, dont
l'invention est bien due à M. Manuel Garcia, professeur
de chant, à Londres, nous a été surtout d'une grande utilité : c'est avec ce précieux instrument vulgarisé chez nous
par MM. Czermak et Turk, que nous avons pu donner à
beaucoup de nos expériences une valeur concluante.

Pénétration des poussières dans les voies aériennes (1).

Hygiène. — Les anciens connaissaient parfaitement l'influence délétère de certaines poussières sur la vie des ouvriers, et, persuadés que cette influence s'exerçait par
l'intermédiaire des voies respiratoires, ils employaient des
moyens propres à empêcher leur pénétration. Pline nous
raconte que l'on entourait les bras et les jambes des mi-
neurs avec des sacs de cuir, et qu'on attachait des vessies
à leur bouche, pour les empêcher d'avaler les poussières
pernicieuses.

Kirker, cité par Ramazzini (2), raconte que les ouvriers
employés dans les mines d'arsenic avaient le visage re-
couvert d'un masque de verre. D'après Pignorius, égale-

(1) Nous réservons le nom de poussières aux corps solides réduits en poudre ; nous nous occuperons d'une manière spéciale des liquides pulvérisés,
dans le chapitre suivant.

(2) Ramazzini, *Maladies des artisans*, traduction de Fourcroy, page 19.

ment cité par Ramazzini, les boulangers de Rome avaient pour habitude d'attacher un mouchoir autour de leur figure. Cet auteur ajoute malicieusement : « Ce n'était pas pour garantir leurs poumons de la poussière, mais (par une idée de luxe, digne d'un sybarite), de peur que la sueur du visage ne souillât la farine, ou que l'air expiré ne gâtât la pâte. »

Les auteurs qui depuis cette époque ont écrit sur la même question, ne paraissent pas douter de la pénétration des poussières dans les poumons, et nous arrivons jusqu'à Morgagni, dont les nombreuses nécropsies ont démontré quelquefois dans la poitrine des matières accusatrices de cette pénétration. Il est vrai que trois fois au plus, sur une quantité innombrable d'ouvertures cadavériques, il a trouvé soit du charbon, soit du chanvre ou des graviers (1). Mais cela suffisait pour confirmer les vues théoriques de ses prédécesseurs. Ramazzini n'a pas douté, sur la foi de Morgagni, de Diemerbroeck et de bien d'autres, de la pénétration des poussières dans les voies respiratoires ; sa thérapeutique, basée sur cette croyance, est souvent utile par les moyens ingénieux qu'elle conseille.

Il faut arriver à notre siècle pour trouver les hygiénistes divisés en deux camps sur le sujet qui nous occupe. Les uns, partisans de la croyance héréditaire, établissent leur opinion d'après les autopsies qui, en montrant le corps du délit, prouvent d'une manière péremptoire la pénétration des poussières dans les bronches ; ils s'appuient encore sur la nature des lésions spéciales à certains ouvriers, exerçant la même profession. C'est ainsi que Morgagni a trouvé une fois du chanvre dans les poumons d'un linier (2). Diemer-

(1) *De sedibus*, epist. 15 et 7.
(2) *Loc. cit.*

broeck a trouvé des tas de sable dans la poitrine des tailleurs
de pierre; M. Cruveilhier rencontra dans les lobes pulmonaires d'un charbonnier « de petites carrières de charbon » (1). D'autres autopsies analogues et pratiquées par
MM. Andral, Trousseau, Natalis Guillot et Piorry sont con-
signées dans les *Archives générales de médecine.* M. Tar-
dieu, si compétent en pareille matière, a également émis
l'opinion que les poussières peuvent pénétrer dans les poumons des ouvriers.

Pour ce qui concerne les lésions spéciales aux ouvriers
de certaines professions, les exemples ne manquent pas : les
ouvriers qui taillaient le grès, appelaient certaines affections
pulmonaires qui sévissaient beaucoup parmi eux, *maladies du grès* ou *de Saint-Roch*; les peintres sont sujets à la
colique de plomb; les fleuristes, à l'empoisonnement par
le vert arsenical; ceux qui travaillent aux mines de mercure
éprouvent le délire ou le tremblement mercuriel, etc., etc.

C'est ainsi que parlent les partisans de la pénétration
des poussières dans les poumons.

Voici ce que répondent leurs contradicteurs :

L'exactitude des autopsies que l'on invoque est incontestable, disent-ils ; mais si l'on remarque leur petit nombre
eu égard à celles que l'on pratique tous les ans dans les
hôpitaux de Paris, avec le soin le plus minutieux, on est
tout surpris qu'on n'ait pas trouvé plus souvent des té-
moignages de la pénétration des poussières, et l'on est
porté à considérer les observations précitées comme des
exceptions que des circonstances particulières ont engen-
drées.

M. Lecomte, ayant eu à examiner, avec le comité con-

(1) *Anatomie pathologique*, p. 123.

sultatif d'hygiène publique, l'influence de la poussière de
charbon que l'on respire dans les ateliers de fondeurs, a
fait de sérieuses recherches sur cette question ; il ne trouva
aucune trace de charbon dans les poumons de ces ouvriers,
et la matière noire que ces organes pouvaient présenter
chez eux, il la constata également, sous une apparence
identique, dans les poumons d'un vieillard qui avait toujours exercé l'état de cocher (1).

La statistique des maladies des ouvriers leur fournit un
nouvel argument. En effet, si les poussières pénètrent dans
la poitrine, elles doivent déterminer des lésions plus spéciales aux ouvriers exerçant certains états. Or, la statistique
ne confirme nullement ce résultat. M. Vernois a observé
pendant un an 255 charbonniers : 23 d'entre eux sont
tombés malades ; parmi ces derniers il y a eu quatre emphysémateux et trois phthisiques. Il n'y a rien d'anormal
dans cette proportion (2). Lombard (de Genève), dans sa
statistique sur les causes de la phthisie, constate que les
bijoutiers, les chapeliers, les tailleurs, ont, parmi tous les
autres ouvriers, fourni le plus de phthisiques ; or, ces professions, excepté celle de chapelier, n'exposent pas ceux
qui les exercent à l'influence des poussières malfaisantes (3).
Les résultats obtenus par M. Benoiston de Châteauneuf
sont à peu près identiques. Dans un savant mémoire où il
a recherché l'influence de certaines professions sur le développement de la phthisie pulmonaire, il a constaté que
sur 2000 boulangers décédés en dix ans, 57 seulement

(1) Compte rendu de la séance du 7 décembre 1856 de la Société d'hydrologie médicale.
(2) *Annales d'hygiène*, t. IX.
(3) *Annales d'hygiène*, t. XI.

étaient tuberculeux (1). Cette moyenne n'est pas très élevée, et cependant les boulangers vivent au milieu d'une poussière capable d'engendrer des accidents, si elle pénétrait dans les poumons. Le même auteur cite un passage remarquable de Cullen sur le sujet qui nous occupe. Nous le rapportons textuellement : « Dans ce pays, dit Cullen, de pareils cas de phthisie (par la pénétration des poussières dans les poumons) sont rares ; mais, sur la foi de Morgagni, Ramazzini et de quelques autres écrivains, nous devons croire qu'ils sont fréquents dans les pays du midi. » Cullen s'occupait beaucoup des affections de la poitrine ; il voyait un grand nombre de malades, par conséquent, son assertion doit être pour nous d'un grand poids.

Parent-Duchâtelet, si autorisé en pareille matière, déclarait au conseil de salubrité que tout ce qui avait été dit et enseigné jusque-là, sur les dangers de certaines poudres absorbées par les ouvriers, était erroné (2). Ayant visité les ateliers où vivent les batteurs de matelas de tous les hôpitaux et hospices de Paris, il a interrogé les ouvriers, et il a pu conclure de ses recherches que cette profession ne portait aucune atteinte à la santé de ceux qui l'exercent. Les mêmes perquisitions faites dans les ateliers où des femmes coupent le poil de lièvre pour les chapeaux, l'ont amené aux mêmes conclusions ; enfin, d'après sa statistique établie sur les ouvriers de toutes les manufactures de tabac de la France, il résulte que, dans ces établissements, on n'observe aucune maladie particulière. Toutes ces professions, dit Parent-Duchâtelet, ne portent aucune atteinte à la santé des ouvriers, s'ils ne sont pas déjà ma-

(1) *Annales d'hygiène*, t. VI.
(2) Parent-Duchâtelet, *Hygiène publique*, p. 700.

lades ou fortement disposés à le devenir par la préexistence d'un germe. «Que deviendraient, dit-il, nos cochers, nos postillons, nos voyageurs, si le silex introduit en poudre dans les poumons pouvait déterminer le crachement du sang ? Les plâtriers respirent impunément le plâtre brûlant, les charbonniers une poudre assez dure pour polir les métaux, etc. »

Parent-Duchâtelet, on le voit, ne niait pas absolument la pénétration des poussières dans les poumons ; mais cette pénétration serait si innocente , d'après lui, que l'on ne doit pas en tenir compte.

Les partisans de la non-pénétration des poudres dans les voies aériennes ont vu dans cette innocuité une présomption favorable à leur opinion, et ils ont dit : Les poudres sont innocentes, parce qu'elles ne pénètrent pas.

Tels sont, en résumé, les arguments que l'on invoque dans les camps opposés. Tous, il faut l'avouer, ont une certaine valeur, suffisante pour embarrasser l'esprit et pas assez pour le convaincre. Évidemment, l'expérimentation est le seul moyen de faire disparaître ces dissidences.

A l'occasion d'un jugement que devait porter le comité consultatif d'hygiène publique , M. Lecomte avait fait quelques recherches sur ce sujet, comme nous l'avons dit plus haut (1). Voici l'expérience qu'il institua : «Des lapins furent tenus d'une manière à peu près constante pendant huit à dix jours, la tête incluse dans un sac de caoutchouc, muni à l'extrémité opposée, d'un tube ouvert et contenant du charbon finement pulvérisé : or, il ne fut trouvé de charbon ni dans les bronches ni dans les poumons. En conséquence, dit M. Lecomte, si l'inhalation des corps ga-

(1) *Loco citato.*

zeux est démontrée, celle des substances à l'état vésiculaire ou solide reste encore à rechercher (1). » Nous avons répété la même expérience, non plus sur des lapins, mais sur deux chats.

Première expérience. — Un chat d'une grosseur moyenne a été introduit et enfermé dans un de ces grands sacs qui servent au transport du charbon. Nous l'avons laissé là pendant deux heures, ayant soin de remuer le sac de temps en temps, afin de faire voltiger dans son intérieur les particules charbonneuses qui remplissent la trame grossière de la toile, et qui constituent la poussière la plus ténue que l'on puisse obtenir. L'animal ayant été sacrifié, voici ce que nous avons trouvé : Les fosses nasales étaient littéralement remplies de charbon ; il y en avait également dans la gueule, mais en moindre quantité ; le pharynx et l'œsophage n'en présentaient que quelques traces. L'ouverture, pratiquée avec précaution, du larynx et de la trachée jusqu'aux bronches, nous a laissé voir en trois endroits différents un peu de charbon sous la forme d'une strie noire, ayant de la ressemblance avec ces petits filets de sang que l'on rencontre dans les crachats des personnes atteintes de quelque affection des voies respiratoires. L'une de ces stries se trouvait à la naissance des bronches. Puis, le poumon a été coupé par tranches, en suivant autant que possible les ramifications bronchiques, mais nous n'avons pas trouvé un atome de charbon. Cette expérience a été répétée une seconde fois, avec des résultats à peu près identiques. On peut donc dire que la partie la plus ténue de la poussière de charbon pénètre dans la trachée des

(1) Compte rendu de la séance du 7 décembre 1856 de la Société d'hydrologie médicale.

chats, en quantité très minime, il est vrai, et nullement en rapport avec celle qui est arrêtée dans les fosses nasales.

La présence du charbon dans la gueule du chat nous permet de supposer que la poussière a pénétré dans son larynx pendant le miaulement. L'absence de cris chez les lapins fait que ces animaux ne respirent absolument que par les fosses nasales : or, ces conduits sont tellement étroits, que les corps pulvérulents sont retenus sur leurs parois. Ces motifs nous paraissent expliquer suffisamment la contradiction flagrante qui existe entre les résultats de M. Lecomte et les nôtres. Nous aurions pu varier de plusieurs manières cette expérience, pour la rendre plus concluante; mais à quoi bon sacrifier des animaux, lorsque, sans détriment pour sa santé, nous pouvons expérimenter sur l'homme lui-même? C'est ici surtout que le laryngoscope nous a été d'un grand secours.

Deuxième expérience. — Un charbonnier, demeurant rue Joquelet, n° 8, dans la force de l'âge et bien constitué, malgré qu'il ait toujours vécu depuis sa naissance au milieu du charbon, a bien voulu se prêter à nos essais. Un dimanche, à trois heures de l'après-midi, il est venu dans notre cabinet, muni d'un grand sac qui lui sert habituellement à mettre le poussier. Quoique ce jour-là il n'eût pas beaucoup travaillé, nous avons voulu nous assurer que son larynx fût bien net. Avec le laryngoscope il nous a été facile de voir qu'il ne renfermait pas du charbon. Après avoir enserré ses narines dans un pince-nez, nous lui avons introduit la tête dans le sac que nous avons rudement secoué, de façon, à mettre sérieusement ce brave homme dans une atmosphère favorable à l'inspiration de la poudre. L'expérience marchait bien, car le patient toussait et ne paraissait pas à son aise ; aussi, après trois minutes d'attente, nous nous sommes empressé de retirer le sac et nous avons soumis l'homme à l'examen laryngoscopique. Le voile du palais, la langue, les amygdales, la paroi pharyngienne, étaient recouverts d'une couche assez épaisse de charbon. Le miroir ayant été introduit, nous avons vu dérouler successivement l'image de l'épiglotte, celle des replis aryténo-épiglottiques, puis celle des cartilages aryténoïdes. Toutes ces parties étaient d'un rouge vif et parsemées çà et là de stries charbonneuses. Le larynx, examiné minutieusement, n'a offert à notre vue qu'un petit amas de charbon, pas plus gros qu'un fil et situé au-dessus de la corde vocale droite ; la pureté de cet organe contrastait étrangement avec l'état de la trachée, dont la muqueuse était presque entièrement cachée sous la poudre de charbon, surtout à la partie postérieure. Il n'était plus possible, après examen, de douter de la pénétration des poudres.

Troisième expérience. — Ne voulant pas abuser de la complaisance d'autrui, nous avons répété l'expérience sur nous-même. Pendant qu'un aide agitait le sac au-dessous de notre tête, nous respirions largement, la bouche étant grandement ouverte et les narines fermées ; quelques instants après, la figure était recouverte d'un masque de poussière, et nous avons procédé à l'examen laryngoscopique. Le larynx et la trachée présentaient à la vue quelques stries charbonneuses ; mais ces organes n'en étaient pas entièrement recouverts comme le voile du palais et le pharynx, qui étaient littéralement noirs. A cette opération a succédé un léger enrouement pendant toute la soirée, et nous avons expectoré des mucosités colorées en noir.

Quatrième expérience. — Le lendemain nous avons répété la même expérience, avec cette seule différence, que

ñoüs avons respiré exclusivement par les narines. Nous
voulions savoir si les fosses nasales, malgré une disposition
anatomique toute particulière, permettent la pénétration
des poussières jusqu'aux voies aériennes. Le résultat a été
négatif, c'est-à-dire que, sauf quelques parcelles de charbon sur la paroi pharyngienne, l'arrière-gorge et le larynx
n'en ont montré aucune trace. Ainsi donc la cavité buccale est le conduit exclusif à travers lequel les poussières
peuvent arriver jusqu'au larynx.

Cinquième expérience. — Le jour suivant, nous avons
donné une autre forme à l'expérimentation. Pendant qu'un
aide produisait autour de nous une atmosphère charbonneuse, nous respirions simultanément par le nez et par la
bouche, mais cette dernière était seulement entr'ouverte et
nous ne parlions pas. Après dix minutes d'attente, nous
avons examiné la cavité buccale, qui était çà et là parsemée
de charbon ; les piliers et le voile du palais présentaient le
même aspect ; les replis aryténo-épiglottiques étaient, eux
aussi, légèrement salis ; mais le larynx contrastait par sa
netteté avec les parties voisines. Ces résultats nous autori-
sent à dire que les poussières pénètrent dans le larynx,
dans certaines conditions seulement.

Les expériences précédentes, répétées plusieurs fois sur
nous-même et sur d'autres, devront paraître suffisantes
pour convaincre les plus incrédules, de la pénétration des
poussières dans le larynx. Néanmoins ces expériences ont
besoin d'être interprétées. Il ne suffit pas, en physiologie,
d'entasser expériences sur expériences, il faut encore, avec
l'aide d'un raisonnement judicieux, savoir faire parler les
faits et traduire exactement leur véritable signification.

Sans doute, certaines poussières pénètrent dans les
bronches, mais cette pénétration n'est ni fréquente ni

facile, et un ensemble de circonstances favorables est nécessaire pour qu'elle ait lieu. Il faut bien qu'il en soit ainsi.
L'échange gazeux qui doit transformer le sang noir en
sang rouge s'opère surtout à travers les vésicules pulmonaires, dont l'épaisseur est de 5 à 10 millièmes de
ligne (1). Or, si les poussières pouvaient pénétrer avec
facilité, on ne doute pas que cette opération si délicate,
prodigieux effet de la chimie vivante, ne fût troublée et
mêmes empêchée par elles. Le tube digestif, organisé pour
absorber des gaz et des liquides, supporte jusqu'à un certain point les corps durs, inassimilables même ; mais la vé-
sicule, pulmonaire dont la destinée physiologique est de
livrer passage à l'air atmosphérique et aux gaz de l'organisme, ne saurait supporter sans inconvénients le contact
d'un corps solide, surtout quand ce corps est insoluble.

Prévoyante et sublime dans toutes ses opérations, la
nature n'a pas laissé sans défense une des principales
sources de la vie ; si elle nous a enlevé la direction des
actes de la vie végétative, qu'une volonté capricieuse aurait pu souvent compromettre, elle a voulu, dans sa solli-
citude, les mettre également à l'abri des influences trop
directes des agents extérieurs.

L'air que nous respirons dans nos villes, et surtout dans
les maisons, est chargé d'une quantité prodigieuse de
corps pulvérulents, dont la nature est souvent délétère ; ce
sont, en effet, les détritus de tout ce qui nous entoure,
aussi bien que nos propres débris. Suspendus dans l'atmosphère, comme s'ils n'obéissaient plus à l'influence de
la pesanteur, le son de la voix, un bruit quelconque les
met en mouvement, et le rayon de lumière qui les rend

(1) Bérard, *Cours de physiologie.*

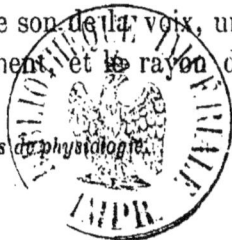

visibles en les éclairant, ébranle suffisamment l'atmosphère pour les faire voltiger (1).

Si ces poussières, répandues en si grande abondance, pénétraient entièrement et sans obstacle dans les poumons, nul doute que ces organes ne fussent bientôt remplis et obstrués par elles. Heureusement il n'en est pas ainsi : une petite quantité de poussière pénètre dans les bronches, mais cette quantité, très minime, ne tarde pas à être expulsée. Nous allons développer notre pensée par quelques considérations physiologiques.

L'appareil respiratoire se présente à nous sous la forme d'un vaste réservoir surmonté, à sa partie supérieure, par un tube aérifère qui se rétrécit à un certain point de sa hauteur, et se termine par un coude à angle droit ou à angle très aigu, selon que la prise d'air a lieu par la bouche ou par les fosses nasales. Nous trouvons déjà, dans cette disposition, une condition très défavorable à la pénétration des corps pulvérulents dans le réservoir qui nous représente les poumons. En effet, si dans un tube coudé de verre on met une poudre quelconque près de l'un de ses orifices, et que par l'orifice opposé on pratique une inspiration, la poudre viendra frapper sur le coude du tube et y restera adhérente si le verre est un peu humide ; sinon, une partie restera fixée, et l'autre, obéissant à l'inspiration, remontera par des ricochets successifs vers la force qui la sollicite.

La même chose a lieu pendant l'acte de l'inspiration chez

(1) L'air de la campagne et celui des bords de la mer ont entre autres avantages celui d'être débarrassés plus ou moins de toutes ces impuretés. Si dans les grandes villes on rencontre un plus grand nombre d'affections des voies respiratoires, il nous semble qu'on doit attribuer, en partie du moins, cette augmentation à la viciation de l'air par les corps dont nous parlons.

l'homme : la poudre, pénétrant par la bouche ou par les fosses nasales, vient frapper sur le coude formé par les cavités buccale et nasale avec le reste du tube aérien, c'est-à-dire sur la paroi pharyngienne, et là, rencontrant une surface humide, peu favorable à sa progression, elle s'y arrête.

Hâtons-nous de dire qu'avant d'arriver sur la paroi du pharynx, les poudres ont à surmonter de sérieux obstacles qui habituellement les empêchent d'aller plus loin. Les fosses nasales remplissent, à l'entrée du tube aérien, l'office d'une véritable éponge ; les poils et les sinuosités qu'elles renferment, retiennent nécessairement une grande quantité de poussière. L'expérience n° 3 nous prouve, d'ailleurs, que les corps pulvérulents ne pénètrent pas par cette voie.

La bouche, si elle est entr'ouverte et que l'on ne parle pas, est également disposée très défavorablement pour la pénétration des poudres; dans ces conditions, la langue remplit presque entièrement sa cavité, et la courbe que décrit le voile du palais semble destinée à arrêter tout corps étranger. M. Guérard, membre de l'Académie de médecine, a constaté qu'à la fabrique d'armes de Châtellerault, les ouvriers qui vivent régulièrement et qui ont prolongé leur existence, le devaient à l'habitude ou à la précaution qu'ils avaient de parler très peu et très bas pendant le travail (1). Ce fait pratique confirme la validité de la quatrième expérience, par laquelle nous avons démontré que les poussières ne pénétraient pas, si l'on respirait la bouche étant entr'ouverte et sans parler.

(1) Compte rendu de la séance du 7 décembre 1856 de la Société d'hydrologie médicale.

Si les poussières parviennent à franchir les obstacles
que nous venons de mentionner, elles arrivent sur la paroi
du pharynx, qui, à son tour, va devenir un sérieux obstacle
à leur progression. Qu'on nous pardonne la comparaison :
cette paroi est la pierre de touche sur laquelle l'air extérieur vient s'essayer avant de pénétrer dans le larynx, et
les mucosités qui la tapissent sont destinées à retenir les
particules poudreuses, comme la glu retient les petits
oiseaux. Un phénomène physiologique qui se présente
assez fréquemment prouve bien qu'il en est ainsi : après
une grande course ou un exercice violent dans une atmosphère de poussière, on éprouve dans l'arrière-gorge une
grande sécheresse qui empêche de parler et d'avaler. Cette
difficulté tient évidemment à ce que le pharynx, desséché
par le contact de la poussière, aussi bien que par des inspirations trop fréquentes, n'est plus apte à favoriser les mouvement snécessaires pour la phonation et la déglutition.

Malgré ces premiers obstacles, une partie de la poudre
qui a pénétré dans la bouche échappe et continue sa route
vers le tube aérien. Le larynx va lui offrir une nouvelle bar
rière bien difficile à franchir : cet organe est placé en partie
sous la base de la langue, et, pour plus de sûreté, l'épiglotte s'applique sur son orifice en forme de toit, de telle
sorte que, pour pénétrer dans son intérieur, les corps pulvérulents sont obligés de décrire un circuit ; ils pénètrent
de bas en haut et d'arrière en avant. Rien de plus admi-
rable d'ailleurs que la structure du larynx. Destiné à remplir une double fonction, une fonction organique et une
fonction de relation, c'est en même temps l'organe le plus
simple et le moins compliqué de l'économie. Quoique ces
fonctions emploient les mêmes instruments, les mouvements
de l'une ne nuisent point à l'autre, et toutes deux, dans un

but différent, concourent à leur perfection mutuelle. Deux nerfs, combinant leur action, accomplissent ce rare prodige (1). Le larynx doit à cette double influence nerveuse une sensibilité récurrente très vive, et une sensibilité spéciale excessive : le moindre corps étranger qui le pénètre, ou qui le touche, détermine aussitôt des mouvements réflexes qui ont pour but de l'expulser. Les poussières, à moins qu'elles ne soient très ténues, donnent lieu aux mêmes phénomènes, mais habituellement le larynx ne leur permet pas d'arriver jusqu'à lui : « On dirait que l'organe
» de la voix a souvenance des impressions douloureuses
» aussi bien que des circonstances dans lesquelles il les a
» éprouvées, et que, doué d'un instinct merveilleux, il cher-
» che à se mettre à l'abri, dès que ces circonstances se pré-
» sentent de nouveau. C'est ce qui arrive toutes les fois
» qu'on se trouve dans une atmosphère de poussière :
» aussitôt le larynx se porte sous la base de la langue ;
» le muscle aryténoïdien, fortement contracté, fait bas-
» culer en avant les cartilages aryténoïdes sur l'ouver-
» ture glottique, de manière à laisser au passage de l'air
» un mince pertuis que, pour plus de sûreté, l'épiglotte
» déjetée en arrière vient encore protéger. En ce moment,
» le poumon respire à travers l'appareil glottique, de
» la même façon que l'œil regarde à travers les cils
» rapprochés (2). »

Telles sont les difficultés que l'organisme vivant oppose

---

(1) Voyez sur cette question, les belles recherches de M. Cl. Bernard (*Leçons sur la physiologie et la pathologie du système nerveux*, p. 245 jusqu'à 456); également les recherches de M. Longet, dans sa *Physiologie du système nerveux*.

(2) *Note sur la cautérisation du pharynx*, par le docteur Fournié, de l'Aude (*Union médicale*, 8 novembre 1860).

à la pénétration des corps dans les voies respiratoires, et cependant les poussières pénètrent, l'expérience le prouve d'une manière trop concluante pour que l'on puisse en douter. Elles ont pu laisser dans la bouche, sur le pharynx, les particules les plus grossières, mais la partie la plus ténue a pénétré.

Est-ce à dire pourtant que ces corps aussi ténus qu'on le suppose, sont arrivés jusqu'aux vésicules pulmonaires? C'est peut-être possible dans certains cas, mais ce ne sera pas sans de nouveaux efforts et sans lutter contre de nouveaux obstacles. Si la poussière n'est pas soluble et que les tuyaux bronchiques se trouvent dans de bonnes conditions physiologiques, elle n'arrivera pas jusqu'au foyer de l'hématose. Nous laissons la parole à M. Cl. Bernard. « Chez » l'homme et chez les animaux supérieurs, la membrane » muqueuse des voies respiratoires est recouverte d'un épi- » thélium spécial à cils vibratiles doués de mouvement, » dirigés toujours dans le même sens et ayant constam- » ment pour effet de pousser les substances ténues qui » s'engagent dans les voies respiratoires, de l'intérieur » vers l'extérieur. Ce mouvement des cils vibratiles n'est » pas soumis à l'empire de la volonté, l'animal n'en a pas » conscience, et, continu pendant la vie, il persiste même » quelque temps après la mort. On peut le voir au micros- » cope, mais il est facile de le rendre manifeste dans ses » effets, par une expérience facile que nous allons faire » devant vous. » Cette expérience consiste à déposer un peu de noir de fumée sur la voûte palatine d'une grenouille. En attendant quelques instants, on voit cette poudre disparaître et être transportée jusqu'à l'entrée de l'estomac par le mouvement des cils vibratiles, qui, dans l'œsophage, agissent en sens inverse de ceux qui tapissent la muqueuse

respiratoire. « On est ainsi porté à penser », continue
M. Cl. Bernard, « que les cils vibratiles qui existent dans les
» voies respiratoires de l'homme et des animaux supérieurs
» repoussent au dehors les poussières, et s'opposent à la pé-
» nétration des agents toxiques qui sont en suspension dans
» l'air (1). »

Les observations physiologiques qui précèdent, réunies
à l'expérimentation accusatrice de la pénétration des poudres dans les bronches, nous permettent d'expliquer désormais, d'une manière satisfaisante, les faits en apparence
contradictoires qu'invoquent les hygiénistes dissidents pour
soutenir leur opinion. Pour plus de clarté, nous parlerons
d'abord des poudres qui ne sont pas solubles, et ensuite de
celles qui le sont.

Poudres insolubles. — Nous croyons avec Parent-Duchâtelet que l'on a exagéré beaucoup l'influence pernicieuse
de certaines professions sur la santé des ouvriers. Il est certain que les poudres insolubles, telles que le charbon, le
grès, le silex, le plâtre, pénètrent à travers le larynx jusque
dans la trachée ; mais les obstacles que nous avons indi-
qués ne permettent pas que ces poudres y arrivent en
grande abondance, et, avant de parvenir jusqu'aux vésicules pulmonaires, seul endroit où elles pourraient être
nuisibles, elles se déposent sur les parois des tubes de plus
en plus étroits qu'elles parcourent. Or, l'expectoration
et le mouvement des cils vibratiles de dedans en dehors
ne permettent pas à ces corps de séjourner longtemps
dans le tube aérien. Quant à ces dépôts de charbon,
de lin, de poussière pierreuse que l'on a trouvés dans les

(1) *Leçons sur les effets des substances toxiques et médicamenteuses*, par
Cl. Bernard, p. 62.

poumons, et auxquels on a dû attribuer les lésions graves qui avaient entraîné la mort, nous ne les contestons pas; mais nous nous expliquons leur présence par une lésion antérieure qui a empêché le poumon de remplir ses fonctions physiologiques, c'est-à-dire, de rejeter au dehors les corps étrangers, à mesure qu'ils pénétraient jusqu'à lui (1). S'il n'en était pas ainsi, les observations nécroscopiques démontreraient plus souvent la présence des poussières dans la poitrine.

Les démolitions actuelles qui obligent l'ouvrier de vivre continuellement dans une atmosphère de poussière auraient certainement donné lieu à des accidents nombreux. Or, rien de semblable n'est arrivé. Ne sait-on pas que l'Arabe du désert ne connaît point les affections de la poitrine ! Cependant le simoun souffle une grande partie de l'année, et la poussière que ce vent soulève est tellement fine, que, traversant les tissus les plus serrés, elle arrive jusqu'à la peau pour s'implanter dans ses pores. Évidemment l'Arabe respire cette poussière, et sa poitrine n'en est pas plus souvent affectée pour cela.

Les auteurs qui accusent certaines poussières d'engendrer la phthisie et d'autres affections moins graves, nous paraissent avoir cédé, en cette circonstance, au désir que nous avons tous d'appliquer une cause unique aux effets qui nous frappent. Probablement, si l'on avait pris en plus grande considération l'état antérieur, l'état diathésique de l'artisan, ainsi que les influences locales et générales au milieu desquelles il vit, les poussières auraient été trouvées bien moins souvent coupables.

---

(1) M. Vernois (*Annales d'hygiène*, année 1858, p. 372) n'a observé les dépôts de charbon que chez des hommes emphysémateux.

Parent-Duchâtelet faisait très spirituellement cette remarque :

« Si l'on soumet, dit-il, à l'action des poussières ces in-
» dividus dont la respiration est plus ou moins gênée, qui
» sont péniblement affectés lorsque le baromètre varie de
» quelques lignes et l'hygromètre de quelques degrés, ou
» ces autres individus éminemment menacés de la phthi-
» sie, nul doute que dans ces cas elles ne leur soient per-
» nicieuses ; mais faudra-t-il pour cela en accuser les pous-
» sières, et dire qu'elles déterminent par elles-mêmes la
» phthisie ? Autant vaudrait faire le même reproche à ces
» légers travaux de l'aiguille qui déterminent des fati-
» gues, des toux, des douleurs de dos, à toutes les per-
» sonnes dont la poitrine est compromise ; il ne faut pas
» excepter de ces travaux le simple tricot (1). »

La phthisie a des causes communes à tous les hommes,
à toutes les professions : la plus importante, sans doute,
est la disposition native des individus ; viennent ensuite
les mauvaises conditions hygiéniques en général, et surtout les mauvaises conditions de l'hygiène respiratoire.
Chaque organe, chaque fonction a son hygiène propre; or,
un air non suffisamment renouvelé, chargé de miasmes bien
autrement pénétrants que les poudres, le défaut d'exercice,
l'attention minutieuse et concentrée sur un objet quelconque, sont des conditions de trouble pour l'acte respiratoire.
Que l'on nous permette de rappeler ce que nous disions, il
y a quelque temps, dans un petit travail, au sujet de l'influence de certaines professions sur les poumons : « Le
poumon, aussi bien que les autres organes, privé par l'action exagérée du cerveau (chez les hommes qui vivent dans

(1) *Hygiène publique*, par Parent-Duchâtelet, p. 701.

une tension d'esprit permanente, ou qui sont moralement
affectés) d'une partie de l'influence nerveuse nécessaire à
l'intégrité de ses fonctions, devient paresseux, les inspirations se ralentissent ; aussi, de temps en temps et par un
effort suprême, il cherche à réparer les désordres de l'hématose par une de ces longues et profondes inspirations
qu'on appelle un soupir et, à un plus haut degré, un bâillement. N'est-ce pas ce qui arrive à l'homme qui pense, qui
lit, à celui dont l'esprit est profondément absorbé ? Il est
évident qu'il y a des degrés et des différences nombreuses,
selon les individus, mais il nous suffit d'avoir constaté ce
fait d'insuffisance des mouvements respiratoires, pour avoir
une explication de la pâleur observée chez ceux dont le cerveau est le siége d'une surexcitation *concentrative* et longtemps continuée (1). »

« Dans certaines professions, celle de bijoutier par
exemple, l'attention de l'ouvrier porte sur des objets très
déliés ; la précision avec laquelle il doit exécuter son ouvrage
l'oblige à une immobilité complète, immobilité qui s'étend
aux parois thoraciques, au point que les mouvements de la
respiration sont invisibles à l'œil de l'observateur. Dès lors
la respiration devient insuffisante, non-seulement au point
de vue de la quantité d'air que chaque inspiration en-
gouffre, mais encore au point de vue du nombre de ces
inspirations. Or, des inspirations ralenties laissent en contact avec la surface pulmonaire un air déjà empoisonné, et
des inspirations insuffisantes, celles qui ont lieu par une
dilatation incomplète du thorax, ne permettent pas à toutes
les vésicules pulmonaires de se raviver au contact d'un
air nouveau. Ces causes n'engendrent peut-être pas la

(1) *De l'emploi thérapeutique de l'eau d'Alet*, par Edouard Fournié, p. 83.

phthisie, mais elles concourent puissamment au développement du germe, qui, sans elles, serait resté à l'état latent (1). »

D'après tout ce qui précède, nous croyons être autorisé à dire que la petite quantité de poussière qui pénètre dans les bronches est rejetée au dehors, excepté dans quelques cas fort rares où le poumon, déjà mal disposé ou malade, est incapable de provoquer cette expulsion.

Poudres solubles. — La pénétration des poussières solubles dans les bronches ne présente pas la même innocuité, on conçoit pourquoi. A cause de leur solubilité, elles sont immédiatement absorbées, et elles échappent ainsi à l'action expultrice des cils vibratiles. Nous ne citerons qu'un seul exemple des fâcheux effets de la solubilité des poudres. Les industriels, en Allemagne, mettant à profit les décrets de la justice, laissent aux hommes condamnés à mort le soin de ramoner les cheminées par où s'échappent les vapeurs arsenicales que dégage la fusion des minerais de cobalt et de nickel (2) ; ces hommes acquièrent ainsi le droit de prolonger une existence déjà sacrifiée, mais ils ne tardent pas à succomber. Cependant nous sommes disposé à penser que l'absorption des poussières par la muqueuse bronchique est bien peu de chose dans les empoisonnements par le plomb, l'arsenic, le mercure, etc., etc. Comme nous l'avons démontré plus haut, la majeure partie des poussières s'arrête dans les fosses nasales, dans la bouche et le pharynx ; or, ces parties, continuellement hu-

(1) La statistique de Lombard (de Genève), où il est démontré que les bijoutiers et les tailleurs ont fourni à son observation le plus grand nombre de phthisiques, ne vient-elle pas à l'appui de nos assertions ?

(2) Ce fait a été rapporté par M. Balard, dans un de ses cours.

mectées sont très favorables à la dissolution et à l'absorption des poussières (1) ; d'ailleurs, ce qui n'est pas absorbé par elles, est entraîné dans l'estomac par les mouvements de déglutition.

On aura de fortes présomptions en faveur de cette manière de voir, si l'on considère que la plupart des phénomènes produits par l'empoisonnement avec des poussières toxiques siégent dans le tube digestif ou dans ses annexes.

Si, par exemple, l'empoisonnement par les poussières arsenicales avait lieu par la voie bronchique, ne trouverait-on pas dans ces tuyaux, les lésions que ces poudres produisent à la peau par un simple contact ?

N'est-il pas rationnel de penser que, sans prendre la voie détournée des vésicules pulmonaires, le plomb arrive directement dans le tube digestif pour y produire ces troubles fonctionnels et organiques que l'on observe dans la colique saturnine?

Ces considérations nous amènent à parler d'un moyen, peut-être trop négligé aujourd'hui, et que les anciens employaient cependant avec succès : nous voulons parler des remèdes préventifs, introduits dans l'estomac avec l'intention de neutraliser la poussière toxique. Nous mentionnerons parmi les formules de Ramazzini, celle de Kirker, qui recommandait aux ouvriers employés dans les mines d'arsenic, d'assaisonner les aliments avec du nitre et du sel extrait de l'alun. Les chimistes auront peut-être quelque difficulté à expliquer l'action de ces substances, mais les bons effets que l'on obtenait par ce moyen, ou d'autres ana-

(1) C'est en le déposant sur la langue que Chrestien (de Montpellier) faisait absorber le chlorure d'or à ses malades.

logues, sont une nouvelle preuve que la muqueuse digestive est la principale voie que suivent les poussières pour pénétrer dans l'organisme. Nous ne nions pas absolument l'absorption bronchique, mais nous la croyons insignifiante à côté de celle qui a lieu par le tube digestif.

Aujourd'hui, les ouvriers respirent de la même manière qu'on respirait autrefois, ils s'exposent à l'influence toxique des mêmes poussières, et cependant les empoisonnements par les poussières sont beaucoup plus rares. Cette diminution tient évidemment, en grande partie, aux progrès de l'hygiène publique, si heureusement appliquée dans la plupart des ateliers; elle tient encore à quelques conditions de l'hygiène particulière de l'ouvrier. Prévenu par une expérience funeste, et docile aux conseils de la science, l'artisan est devenu beaucoup plus soigneux de sa personne; quand il quitte le travail pour prendre son repas, il lave ses mains, et il n'est pas ainsi exposé à mélanger le poison avec l'aliment destiné à réparer ses forces.

L'usage de la pipe ou du cigare, qui, dans d'autres circonstances, peut agir d'une manière défavorable sur la santé, est d'une utilité incontestable pour les ouvriers dont nous parlons : l'expuition fréquente que la fumée du tabac provoque, élimine une certaine quantité de la poussière toxique. Les bains fréquents, le changement de linge souvent répété, sont autant de motifs qui donnent aux ouvriers d'aujourd'hui une immunité relative inconnue aux ouvriers d'autrefois.

De tout ce que nous venons de dire sur la pénétration des poussières solubles ou insolubles dans les voies respiratoires, nous avons déduit, au point de vue de l'hygiène, les conséquences suivantes :

1° Les ateliers dans lesquels l'ouvrier est exposé à respirer une poussière quelconque doivent être suffisamment aérés; l'air y doit être souvent renouvelé par tous les moyens possibles. Les ouvriers qui travaillent en plein air, plâtriers, batteurs de tapis, etc., doivent, à l'exemple des carriers qui travaillaient sur le chemin de Fontainebleau, tourner le dos au vent (1).

2° Dans les ateliers on doit parler à voix basse, éviter les grands mouvements respiratoires ou les actions qui les provoquent : le chant, le rire, etc. Cette recommandation s'adresse à ceux qui sont exposés à respirer une poussière soluble ou insoluble également. Malgré l'innocuité probable de la poussière insoluble, il est certain que leur pénétration dans les poumons, coïncidant avec une disposition maladive ou un état diathésique, peut être suivie d'un fâcheux effet.

3° Les ouvriers doivent sortir de l'atelier plusieurs fois par jour, à l'heure des repas, et rester autant que possible au grand air.

4° Une fontaine donnant de l'eau en abondance doit être à la portée des ouvriers, afin que, plusieurs fois par jour, ils puissent faire d'abondantes ablutions. L'ablution avant le repas est la plus importante. Non-seulement les mains doivent être très propres, mais encore les fosses nasales, la bouche et l'arrière-gorge. Il est donc très important de faire pénétrer l'eau dans toutes ces parties.

5° Les hommes qui vivent au milieu d'une poussière toxique, soluble ou pouvant le devenir par son ingestion dans l'estomac, doivent plusieurs fois par jour se laver la bouche, les fosses nasales, et se gargariser. Il est à désirer que la chimie puisse mettre à leur disposition une liqueur,

---

(1) Ce fait est cité par Ramazzini.

variable selon la nature des poudres, et qui neutraliserait ces dernières dans tout le parcours du tube digestif.

Pénétration des poussières au point de vue de la thérapeutique.

Comme nous l'avons déjà dit plus haut, l'application
directe des remèdes sur le siége du mal est d'une si grande
importance en thérapeutique, que, dès les temps les plus
reculés, on a reconnu la nécessité de faire pénétrer les
médicaments à travers les voies aériennes. On a eu re-
cours aux gaz, aux vapeurs, aux corps volatils, etc.; mais,
chose étonnante, tandis que la plupart des hygiénistes
accusaient les poussières d'engendrer des désordres très
graves par leur pénétration dans les poumons, les théra-
peutistes n'ont jamais en l'idée, que nous sachions, d'utiliser cette pénétration pour la guérison des maladies.

Ils ont cru voir peut-être, dans les obstacles nombreux
que la nature oppose à la pénétration des corps extérieurs,
un avertissement salutaire, et ils ont jugé prudent de ne
pas franchir ces barrières. Peut-être encore l'application
des remèdes dans les voies respiratoires leur a paru impossible, à cause des accès de suffocation que provoque le
simple contact d'un corps étranger sur ces parties.

Quoi qu'il en soit, l'expérience nous ayant démontré
suffisamment que les poussières peuvent pénétrer, non-
seulement sans danger, mais encore sans douleurs, ce serait
manquer à nos devoirs de médecin que de négliger un
nouveau moyen de combattre les affections les plus fréquentes et les plus meurtrières. Les anciens, avec Arétée,

se contentaient d'envoyer des poudres médicamenteuses
dans le fond de la gorge par le moyen d'un roseau ; les
modernes, plus hardis, se sont servis du roseau d'Arétée,
mais avec la prétention d'arriver dans le larynx. C'était
un premier pas vers les vésicules pulmonaires ; seulement
l'idée, excellente en elle-même, était exécutée par un moyen
imparfait. Comme nous le disions dans une note adressée
à l'Académie de médecine (6 novembre 1860), les tubes
dont on se servait n'étaient pas favorablement disposés
pour atteindre ce but. En effet, il résulte de la forme rec-
tiligne de ces tubes, que les poudres suivent une ligne
droite, et s'arrêtent nécessairement sur les piliers du voile
du palais, sur le pharynx, sur toutes les parties, en un
mot, qui entourent ou qui protégent la cavité laryngienne.
Déjà, à cette époque, nous avions substitué aux tubes
droits des tubes recourbés à l'une de leurs extrémités, de
façon qu'après leur introduction dans l'arrière-gorge, l'orifice qui terminait cette extrémité vînt se mettre en regard
de l'orifice glottique. L'accès de toux qui succédait à l'emploi de ces tubes chargés d'une poussière quelconque nous
permettait d'affirmer que cette dernière avait bien pénétré
dans le larynx. Aujourd'hui nous pouvons donner une preuve
plus concluante.

Un tube d'argent, recourbé à l'une de ses extrémités
en forme de sonde, ayant été chargé avec du noir de fumée,
nous l'avons introduit au fond de la gorge par cette extrémité ; puis nous avons inspiré fortement à travers ce tube.
Il en est résulté un petit accès de toux qui n'a pas tardé à
disparaître, et nous avons examiné l'organe de la voix avec
le laryngoscope : le pharynx, les piliers du voile du palais,
présentaient quelques traces de poussière, mais les replis
aryténo-épiglottiques, le larynx et la trachée en offraient

bien davantage, quoique la toux en eût expulsé une
certaine quantité. Nous devons dire ici que dans la plupart
des affections sérieuses du larynx, cet organe devient moins
sensible au contact des corps étrangers. Doit-on attribuer
cette tolérance à l'habitude ou à la maladie? le fait n'en
est pas moins constant.

Ainsi donc, le larynx est conquis aujourd'hui à la médication topique par les remèdes pulvérulents. C'est annon-
cer déjà la possibilité d'atteindre par le même moyen la
trachée et les bronches, puisque le plus grand obstacle a
été vaincu. Cependant le procédé des insufflations, excel-
lent si l'on se propose d'atteindre le larynx seulement,
devient impossible si l'on veut pénétrer un peu plus loin.
Pour éviter, d'ailleurs, toute sensation désagréable, il nous
a paru convenable de mettre le malade dans les mêmes
conditions où se trouve le charbonnier, qui, sans douleur,
sans en avoir même conscience, remplit à tout instant ses
bronches de poussière charbonneuse. Voici l'appareil que
nous avons fait construire dans ce but.

Une boîte de bois dur, de forme ovoïde et ayant une
capacité de 200 grammes environ, présente à sa partie
supérieure deux trous qui donnent passage à deux tubes
de verre. L'un de ces tubes a 5 millimètres de diamètre,
l'autre en a 15, et se recourbe en sortant de la boîte, de
façon à devenir horizontal. Si l'on veut se servir de l'appareil, on ouvre la boîte, qui contient à sa partie inférieure
une cupule de verre ; on dépose dans cette cupule la poudre médicamenteuse que l'on veut faire respirer ; on fait
descendre le petit tube de verre jusqu'au niveau de cette
poudre, puis on ferme la boîte et l'on introduit dans la
bouche le gros tube de verre qui est horizontal. Le malade
pratique une inspiration, et une partie de la poudre pénètre

3

dans la trachée par un mécanisme que l'on a déjà compris. En effet, l'air inspiré par le gros tube est obligé de passer à travers le petit tube dont l'extrémité inférieure se trouve au niveau de la poudre, et il agit sur cette poudre comme le ferait un soufflet. La poudre, se trouvant par ce fait répandue dans l'atmosphère de l'appareil, passe avec l'air dans le gros tube de verre, et pénètre dans les voies aériennes. L'examen laryngoscopique, et l'expectoration noire pendant vingt-quatre heures, qui a succédé à l'emploi de cet appareil chargé de poudre de charbon, nous ont permis de constater la pénétration des remèdes pulvérulents dans les voies aériennes. Si l'on a le soin de pratiquer une inspiration modérée, et de se reposer un moment avant d'en pratiquer une autre, on peut, en quelques instants, faire pénétrer un gramme d'une poussière quelconque, sans accès de toux et sans aucune apparence de suffocation.

Cet appareil peut servir également à respirer de l'iode. Il n'y a pour cela qu'à introduire le métalloïde dans la cupule de verre ; il ne tarde pas à se volatiliser, à remplir la boîte d'une atmosphère iodée, et en respirant à travers le gros tube de verre, on introduit dans les poumons une quantité d'iode qu'il est facile de doser.

Le même appareil sert encore à prendre des fumigations. Dans ce but, on ouvre la boîte, on applique le couvercle sur le vase qui renferme l'eau en ébullition, et, en aspirant à travers le gros tube de verre, on introduit la vapeur dans les bronches.

Depuis environ un an que nous nous servons de cet appareil, il nous a été permis de recueillir un certain nombre d'observations favorables à son emploi, et qui feront l'objet d'une nouvelle communication à l'Académie. Ces observations portent sur des laryngites, des catarrhes chroniques et sur la phthisie elle-même. Pour le moment, nous nous contenterons de mentionner les bons effets que nous retirons des inspirations d'amidon dans les laryngites et bronchites aiguës. Nul autre moyen n'arrête, en aussi peu de temps, la marche de ces affections inflammatoires. On comprend, d'ailleurs, l'action d'un cataplasme d'amidon sur la muqueuse des voies respiratoires.

De la pénétration des liquides pulvérisés dans les voies respiratoires.

Les poussières aqueuses qui se forment aux environs des cascades et des jets d'eau étant les seules que l'homme physiologique ait à redouter, l'hygiéniste n'a pas à s'en préoccuper. Par contre, celles que l'art produit dans le but de les faire pénétrer dans les poumons, intéressent doublement le thérapeutiste. C'est un moyen nouveau qui a l'avantage surtout de séduire par son ingéniosité. Quoi de plus simple et de plus naturel en effet ! Un médicament est dissous dans l'eau, cette eau est réduite en poussière extrêmement fine, il n'y a plus qu'à respirer pour la faire pénétrer avec l'air dans les ramifications bronchiques les plus déliées.

L'invention de la pulvérisation de l'eau au point de vue thérapeutique remonte à l'année 1829.

A cette époque, MM. Schneider et Rodolphe Walz avaient déjà construit différents appareils pour pulvériser l'eau. L'un de ces appareils, qui porte le nom d'*hydroconion* (de ὕδωρ eau ; κονίζειν, couvrir de poussière), est constitué par un réservoir renfermant de l'eau sur laquelle on comprime de l'air au moyen d'une pompe, et l'eau, s'échappant par des orifices plus ou moins étroits, se trouve ainsi réduite en particules très fines. Les appareils dont on se sert aujourd'hui diffèrent de ceux-là par des perfectionnements que le temps, l'expérience, le développement de l'idée ont rendus nécessaires; mais, en résultat, ils sont basés sur le même principe. Les premiers inventeurs ont appliqué leur système, à la balnéation seulement. Ils administraient des bains avec quelques litres d'eau médicamenteuse, absolument comme on le fait aujourd'hui avec les *hydrofères*. Les résultats qu'ils ont obtenus par ce moyen, dans le traitement de quelques maladies, se trouvent consignés dans le rapport qui a été lu devant la Société de médecine pratique de Paris, dans la séance du 5 juillet 1829 (1).

Telle est l'origine vraie de la pulvérisation, origine laissée dans l'oubli par les pulvérisateurs modernes, sans intention probablement.

Cependant on n'avait pas songé à appliquer la pulvérisation des liquides à la thérapeutique des voies respiratoires. En 1849, nous trouvons le germe de cette idée à Euzet-les-Bains, où M. le docteur Auphan essaye de faire respirer l'eau minérale en nature en brisant une colonne d'eau sur les parois d'une salle à inhalation. Un peu plus tard, le même système est adopté à Lamotte-les-Bains, où une colonne d'eau de 7 mètres de hauteur vient se briser sur un mur, et remplir la salle d'une poussière assez fine.

Évidemment, ces tentatives indiquaient une idée à réaliser, un but à atteindre, mais les moyens, il faut en

(1) Ce rapport imprimé a été déposé par nous à l'Académie de médecine.

convenir, étaient trop imparfaits, et ceux qui les employaient ne connaissaient pas peut-être les appareils de MM. Schneider et R. Walz.

Il appartenait à l'un des principaux représentants de la presse médicale de donner à cette idée une forme plus nette, plus commode, et en même temps plus complète. M. Sales-Girons, persuadé que l'eau minérale, mise en contact avec les lésions pulmonaires ou bronchiques dans un état d'intégrité parfaite, aurait des effets bien autrement avantageux qu'administrée en bains ou en boisson, a cherché à obtenir une poussière aqueuse assez fine pour être respirable. Il s'est associé dans ce but M. de Flubé, propriétaire des bains de Pierrefonds, et, à eux deux, ils ont eu bientôt trouvé un appareil qui réduit l'eau en poussière, avec tout le succès désirable. Ces messieurs n'ayant pas parlé dans aucune circonstance de MM. Schneider et R. Walz, il est probable qu'ils n'avaient pas connaissance de leur invention. Quoi qu'il en soit, l'Académie de médecine, par l'organe de ses rapporteurs, a reconnu publiquement l'ingéniosité des appareils de M. Sales-Girons ; elle a même voulu récompenser, par un encouragement et des éloges, les louables efforts de l'inventeur (1). Depuis cette époque, d'autres appareils ont été construits. Nous mentionnerons celui de M. Mathieu, celui de M. Lambron, et enfin le petit pulvérisateur que M. Velpeau a eu l'obligeance de présenter pour nous à l'Académie des sciences. Nous ferons remarquer, en passant, que notre instrument est destiné seulement aux affections de l'arrière-gorge et du larynx.

On n'est donc pas embarrassé aujourd'hui pour obtenir

___

(1) *Bulletin de l'Académie de médecine*, septembre 1856.

de la poussière *liquide ;* on en produit partout, dans les établissements d'eaux minérales, dans les hôpitaux, dans les chambres des malades : c'est la poussière à la mode.

Cette vogue n'a rien qui doive nous étonner cependant : les affections des voies respiratoires ont une gravité si grande, elles présentent des difficultés si sérieuses au médecin appelé à les guérir, que tout ce qui est nouveau dans la thérapeutique de ces affections est accueilli avec un enthousiasme peut-être un peu trop hâté, mais qui exprime éloquemment notre impuissance et le désir d'une intervention plus efficace. Néanmoins, dans l'intérêt du malade, qui s'expose à perdre un temps précieux, dans l'intérêt de la science, qui peut s'engager dans une mauvaise voie, il est temps que l'expérience parle sur la validité de ce nouveau moyen thérapeutique.

Depuis bientôt cinq ans, on parle beaucoup de la pulvérisation, mais c'est surtout depuis l'an dernier que ce moyen est employé sur une plus vaste échelle. On a donc pu recueillir des observations. En joignant notre petite expérience à celle de beaucoup de médecins, nous sommes arrivé à une conclusion sévère et peu favorable à la pulvérisation (1). Les médicaments employés ne seraient-ils pas appropriés aux lésions pulmonaires ? la pulvérisation enlèverait-elle aux liquides médicamenteux leurs propriétés thérapeutiques ? et enfin, est-il bien vrai que la poussière liquide pénètre dans les vésicules pulmonaires ? telles sont les questions qu'il s'agirait de résoudre avant de porter un jugement scientifique sur la pulvérisation.

(1) Nous ne parlons ici que des affections pulmonaires.

PREMIÈRE QUESTION. — *Les médicaments employés ne seraient-ils pas appropriés aux lésions pulmonaires?*

Lorsque nous eûmés pour la première fois connaissance de l'invention de M. Sales-Girons, l'idée nous parut bonne en elle-même. Il nous fut également agréable de penser que, désormais enfin, il serait permis de modifier directe-tement par des agents spéciaux les lésions des poumons et des bronches. Parmi les premiers, nous employâmes la méthode nouvelle et dans un grand nombre de cas. Les substances actives dont nous nous sommes servi sont : le goudron, le tannin, le sous-acétate neutre de plomb, et les eaux sulfureuses. Les résultats obtenus sont les suivants : Pas de succès complet, quelques améliorations obtenues avec l'aide de moyens variés ; plusieurs fois un redouble-ment intense des symptômes bronchiques (1). Cependant l'idée de la pulvérisation nous paraissait si exacte en prin-cipe, que nous étions attristé par le démenti que la pratique venait de lui donner, et nous attribuâmes, à l'emploi d'une trop forte dose de médicament, les mauvais résultats ob-tenus. En conséquence, nous diminuâmes successivement les doses jusqu'au point de ne faire respirer que de l'eau pure ou une décoction de plantes calmantes. Même, avec ces derniers moyens, nous avons eu à déplorer des effets détestables, des enrouements, des trachéites, et deux fois une bronchite intense que nous n'avons pu attribuer qu'à l'action de l'appareil pulvérisateur. Depuis cette époque, nous avons appris qu'à Cauterets, aux Eaux-Bonnes, on avait vu des crachements de sang coïncider avec l'emploi de la pulvérisation. Il y a là, évidemment, une cause indé-

---

(1) Ces observations ont porté sur des laryngites chroniques, sur des ca-tarrhes bronchiques et sur des phthisies.

pendante de l'action des remèdes, et que l'on doit rechercher dans l'appareil pulvérisateur lui-même. Nous croyons
l'avoir trouvée ; nous en parlerons un peu plus loin.

DEUXIÈME QUESTION. — *La pulvérisation enlèverait-elle
aux liquides médicamenteux leurs propriétés thérapeutiques ?*

Deux opinions diamétralement opposées répondent à
cette question. La première a été émise par MM. les rapporteurs de la commission nommée par l'Académie de
médecine pour examiner les appareils pulvérisateurs de
M. Sales-Girons. M. O. Henry, l'un des membres de cette
commission, s'est transporté à Pierrefonds pour analyser
les liquides pulvérisés, et il a constaté dans leur composition « l'existence de toutes les substances propres à l'eau
sulfureuse de Pierrefonds, et la présence des éléments sulfureux à côté de certaines quantités d'hyposulfite (1). »

Bien ultérieure à la précédente, l'opinion contraire ap-
partient à MM. Briau et Prosper de Pietra-Santa. A plusieurs
reprises, ces expérimentateurs ont cherché si la pulvérisation pouvait faire éprouver une modification quelconque
aux eaux minérales, au point de vue de leur composition
chimique. La conclusion de leurs expériences est que l'eau
sulfureuse de Bonnes perd, par la pulvérisation, la très
grande partie de sulfure de sodium qui en forme un des
éléments minéralisateurs les plus importants (2).

Les expériences de M. Jules François, ingénieur en chef
des mines et inspecteur des eaux thermales de France,

(1) *Bulletin de l'Académie de médecine*, septembre 1856. Dans son rapport à l'Académie de médecine (31 décembre 1861), M. Poggiale émet l'opinion, basée sur des expériences minutieuses, que la pulvérisation déminéralise fort peu l'eau sulfureuse de Bonnes.

(2) Voy. l'*Union médicale*, 1860-1861.

celles de M. Bonjean (de Chambéry) et de M. le professeur
Filhol (de Toulouse) viennent corroborer les précédentes (1).
De sorte que l'application de l'eau minérale *en nature* sur
les lésions pulmonaires devient une chose assez probléma-
tique. Nous ne chercherons pas à savoir de quel côté se
trouve la vérité ; il nous importe peu, en effet, que la pulvérisation déminéralise légèrement l'eau sulfureuse. S'il
est bien prouvé que les poussières *liquides* pénètrent dans
les bronches, la matière médicale est assez riche, et l'on
trouvera facilement des principes plus fixes que l'action
pulvérisatrice n'éliminera pas.

Troisième question. — *Est-il bien vrai que les poussières liquides pénètrent dans les vésicules pulmonaires ?*

Cette question aurait dû avoir sa solution avant toutes
les autres, car il est indispensable de savoir si la poussière que l'on destine aux lésions pulmonaires pénètre bien
dans les bronches. Nous avons parcouru attentivement les
356 pages du *Traité sur la pulvérisation*, par M. Sales-Girons,
pensant y trouver une expérience démonstrative ; grande
a été notre déception ! Ce traité est rempli d'excellentes
choses, mais la preuve certaine de la pénétration des liquides médicamenteux dans les bronches ne s'y trouve pas.
Basé sur une analogie complaisante, l'auteur a peut-être
pensé que les liquides pulvérisés devaient pénétrer, puisque
la poussière de charbon pénètre ; c'est possible, mais ce
n'est pas démontré.

Cependant, à la page 303 de cet ouvrage, nous trouvons
une étude sur les salles de respiration par M. O. Henry,
et, dans cette étude, une expérience dont le but répond à
nos désirs. Nous la rapportons textuellement : « Un lapin et

(1) Voy. l'*Union médicale* du 11 avril 1861.

un cochon de moyenne force, dont les narines avaient été
fortement serrées pour obliger ces animaux à respirer par
la bouche, ont été placés dans une petite étable ; là, au
moyen d'une pompe et d'un appareil pulvérisateur, on a
rempli l'espace d'eau très divisée, chargée de protosulfate
de fer (on doit répéter avec le prussiate de potasse) : après
une demi-heure, le lapin avait succombé, mais au bout
d'une heure le cochon vivait très bien. On l'étrangla alors,
et après avoir ouvert ces deux animaux, les poumons furent
extraits et divisés : ils n'étaient pas injectés de sang, et au
moyen de quelques réactifs, le tannin surtout et le sulf-
hydrate d'ammoniaque, on put reconnaître aisément que
le sel ferrugineux y avait pénétré pendant l'acte de la
respiration. L'essai confirma donc toutes les prévisions. »
Le talent et la notoriété du savant expérimentateur nous
garantissent l'exactitude et la précision avec lesquelles cette
expérience a été faite ; mais elle ne nous paraît pas concluante, voici pourquoi.

Les animaux dont on s'est servi respirent par les narines exclusivement. Or, si par un moyen quelconque
on leur ferme cette voie, les efforts qu'ils sont obligés de
faire pour respirer par la gueule, et cela pendant que la
présence de l'eau dans cette cavité provoque des mouvements de déglutition, doivent favoriser nécessairement la
pénétration, non pas de la poussière aqueuse, mais celle
du liquide lui-même dans le larynx. La manière dont l'animal a été sacrifié influe également sur le résultat de l'expérience. On sait, en effet, la facilité avec laquelle les matières peuvent passer de l'œsophage dans le larynx, dans
certains cas de mort violente. « Ce qui peut démontrer
encore, continue l'honorable académicien, que les éléments
de l'eau minérale passent avec l'acte respiratoire, dans le

système employé à Pierrefonds, ce sont les faits que voici, dont nous avons été témoins. Lorsqu'on est resté pendant trois quarts d'heure environ exposé dans l'espace chargé de la susdite *poussière d'eau*, on s'aperçoit, plusieurs heures après, dans la journée, que la peau exhale une odeur sulfureuse très prononcée, analogue à celle qui suit l'usage des bains d'eaux sulfurées ; de plus, une pièce d'argent *bien décapée*, appliquée sur la poitine ou sous les aisselles, acquiert assez rapidement une couleur noire ou bistrée. Le soufre a donc été ainsi exhalé, et il doit évidemment provenir de celui qui, absorbé préalablement pendant l'acte respiratoire, s'est répandu ensuite dans toute l'éco-nomie. » Nous répondrons à ces nouvelles preuves qu'il n'est pas nécessaire d'aller à Pierrefonds, ni de mettre sa bouche devant un pulvérisateur, pour obtenir les résultats sur lesquels on s'appuie : en effet, il n'y a qu'à prendre un bain sulfureux dans l'établissement du voisinage, ou bien à séjourner longtemps dans les salles où l'on administre ces bains, pour exhaler l'odeur caractéristique, et noircir même une pièce d'argent *bien décapée*. Ces phénomènes démon-trent que le gaz acide sulfhydrique pénètre avec l'air dans les poumons, que le soufre est éliminé par la peau, mais M. Cl. Bernard nous a enseigné cela depuis longtemps.

M. le docteur de Pietra-Santa, qui s'occupe avec ardeur de ces questions intéressantes, a répété les expériences de M. O. Henri, avec des résultats entièrement opposés. Trois lapins et un chevreau ont été soumis à l'influence de l'eau pulvérisée, et les réactifs n'ont montré dans les poumons de ces animaux aucun indice de l'agent chimique qui avait été dissous dans l'eau poudroyée (1). Nous ne recher-

(1) *Union médicale* du 11 avril 1861.

cherons pas la cause de ces contradictions expérimentales, étant persuadé que des expériences pratiquées sur des animaux si éloignés de l'homme n'ont pas une valeur suffisante pour éclairer notre jugement. Nous n'oublions pas d'ailleurs que, tout en agitant un point important de la thérapeutique, nous cherchons à apprécier les travaux d'un honorable confrère, et cette double considération nous impose le devoir de mettre la plus grande circonspection dans nos recherches. C'est pourquoi nous allons demander successivement à la physique, à la chimie, à la physiologie, les éléments d'une appréciation rigoureuse et vraie, autant que cela sera possible.

RECHERCHES PHYSIQUES. — Pour toutes nos expériences, nous nous sommes servi de l'appareil portatif à pulvériser (grand modèle) de M. Sales-Girons. Cet appareil renferme un litre de liquide environ.

Première expérience. — Nous avons introduit dans l'appareil 500 grammes d'eau ayant une température de 30 degrés centigrades, sous l'influence d'une pression équivalente à 4 atmosphères, cette eau a été expulsée dans l'espace de dix minutes. La température de l'eau pulvérisée, prise à l'embouchure de l'instrument, était de 24 degrés centigrades.

Deuxième expérience. — L'eau a été introduite dans l'appareil à la température de l'air ambiant, égale à 26°,5 : sous l'influence de la pulvérisation, cette eau a perdu 3 degrés. Dans la première expérience, l'eau chaude, en se pulvérisant, avait perdu 6 degrés, et elle était descendue à 2°,5 au-dessous de la température de l'air ambiant.

Troisième expérience. — 500 grammes d'eau, pesés exactement, ont été introduits dans l'appareil, le manomètre marquant 4 atmosphères, et nous avons reçu dans une demi-

sphère de verre, imitant assez bien la cavité buccale, toute
la poussière aqueuse qui a pu y pénétrer. Cette poussière
condensée nous a donné à la fin de l'expérience un poids
de 30 grammes; l'eau qui avait échappé à la pulvérisation,
recueillie soigneusement, a donné un poids de 450 grammes.
Ainsi donc, sur 500 grammes d'eau, l'appareil en pulvérise
50 grammes ; 30 grammes environ pénètrent dans la cavité
buccale, 20 grammes se condensent tout autour.

Quatrième expérience. — Devant l'embouchure de l'appareil nous avons présenté un tube droit, de verre, ayant
2 centimètres de diamètre. Par sa propre impulsion la
poussière aqueuse parcourait une distance de 10 centimètres. En opérant de fortes inspirations à l'autre extrémité du tube, la distance parcourue était de 50 centimètres.

Cinquième expérience. — Pour donner à notre expérience un peu plus de similitude avec ce qui se passe dans
l'acte respiratoire, nous avons pris un tube ayant le même
diamètre que le précédent et coudé presque à angle droit.
Dans cette expérience comme dans l'autre, la poussière
aqueuse, sollicitée par de fortes inspirations, a pénétré dans
le tube ; mais, comme on devait s'y attendre, elle est venue
se condenser sur la grande courbure du tube. Un corps
solide, une petite boule par exemple, aurait continué son
mouvement ascensionnel à cause de son élasticité, mais les
particules aqueuses restent fixées là où elles viennent se
heurter.

Sixième expérience. — Dans une sixième expérience,
nous avons voulu imiter absolument la nature, et notre succès aurait été complet, si nous avions pu produire les mouvements intimes (ce sont les plus importants), propres à
chacune des parties du tube aérien. A l'une des extrémités

d'un tube de verre ayant le diamètre de la trachée, nous avons adapté un véritable larynx enlevé à un cadavre ; la langue, l'épiglotte et le pharynx complétaient notre appareil. La glotte étant maintenue ouverte comme pendant l'inspiration, au moyen de grosses serres-fines qui pinçaient les muscles crico-aryténoïdiens postérieurs, nous avons présenté ce larynx dans sa position physiologique devant l'appareil pulvérisateur, et, avec un tube de caoutchouc, nous avons pratiqué quelques inspirations. Voici ce que nos yeux et ceux des personnes présentes ont vu. La plus grande partie de la poussière aqueuse venait frapper la paroi du pharynx et s'y condensait évidemment ; une autre partie, très faible, venait tomber sur l'épiglotte, disposée comme un véritable toit sur l'ouverture de la glotte, et de là glissait en grosses gouttelettes sur les replis aryténo-épiglottiques, pour pénétrer ensuite dans le larynx.

Il est bon de faire remarquer ici que, sur le vivant, la présence d'un atome de poussière sur ces parties déterminerait des accès de toux très violents. Personne n'a pu distinguer sur les parois du tube de verre adapté à la partie inférieure du larynx la moindre trace d'eau pulvérisée. Cette expérience est assez probante. Cependant nos yeux auraient pu laisser échapper, sans les constater, quelques atomes de poussière aqueuse. C'est pourquoi nous allons demander à la chimie une certitude que la physique ne peut pas nous donner.

RECHERCHES CHIMIQUES. — Dans les expériences qui vont suivre, nous nous sommes servi d'un flacon à double tubulure, disposé de telle manière qu'en aspirant par une de ces tubulures, l'air soit obligé de traverser une couche de liquide capable de retenir les corps solubles qu'il transporte avec lui. En conséquence, l'une de ces tubulures donne passage à un tube de verre qui plonge dans le liquide renfermé dans le flacon. Ce tube a 2 centimètres de diamètre ; à sa sortie du flacon, il se recourbe à angle droit et se termine par un embout évasé imitant assez bien la cavité buccale. L'autre tubulure donne passage à un petit tube aspirateur qui, au moyen d'un lien de caoutchouc, peut s'adapter à la canule d'une pompe aspirante empruntée aux ventouses Junod. La force d'aspiration de cette pompe est de beaucoup supérieure à celle d'un homme vigoureux.

Première expérience. — Le flacon est à moitié rempli d'une solution d'amidon cuit ; l'appareil pulvérisateur renferme 500 grammes d'eau tenant en dissolution 5 grammes d'iodure de potassium. Un échantillon de ces deux solutions est mis à part dans deux éprouvettes, et nous commençons l'expérience. Un aide tient l'embout évasé du tube vis-à-vis de l'embouchure du pulvérisateur, et un autre fait manœuvrer la pompe aspirante dans le rhythme des mouvements respiratoires de l'homme. Que se passe-t-il alors ? Si l'air aspiré par la pompe est chargé d'un peu d'eau pulvérisée, il l'abandonnera en traversant la solution d'amidon, et nous aurons ainsi en contact deux corps dont la combinaison est bien facile à constater. L'expérience ayant duré jusqu'à l'entière pulvérisation de l'eau iodée, nous avons pris dans une éprouvette quelques grammes de la solution enfermée dans le flacon à tubulures. Cette solution a été traitée par l'acide sulfurique qui, en s'emparant de la potasse, devait favoriser la formation de l'iodure d'amidon, facilement reconnaissable par sa couleur bleue ; le résultat a été complétement négatif, la solution n'a pas changé de coloration. Nous avons pris alors, avec l'extrémité d'une baguette de verre, une goutte de l'échantillon iodé que nous avons versée dans la même solution, et, immédiatement après nous avons eu une coloration bleu-violet des plus éclatantes. Donc, l'eau iodée pulvérisée n'avait pas pénétré dans le flacon. Il est inutile de dire que pendant l'expérience, nos yeux n'ont pu apercevoir un atome de poussière circuler dans le tube de verre.

Deuxième expérience. — Dans cette expérience, nous avons introduit dans l'appareil pulvérisateur de l'eau acidulée avec l'acide sulfurique, et dans le flacon une solution de teinture de tournesol. La réaction devait être très sensible. Cependant le tournesol n'a pas changé de coloration.

Troisième expérience. — Dans cette expérience, nous avons remplacé le tube de verre par un de ces tubes fabriqués avec une carcasse de fil de fer entourée d'un tissu. Ce tuyau, que nous avons emprunté à un appareil à éthériser, représente tout à fait l'image de la trachée. Le pulvérisateur renfermait cette fois une solution de protochlorure de fer acide, et le flacon une solution de permanganate de potasse. Si, par la pénétration de la poussière aqueuse dans le flacon, ces sels viennent à se mettre en contact, nous devons avoir une réaction qui donnera lieu à une coloration rouge. L'expérience n'a pas donné ce résultat, et cependant une goutte de protochlorure de fer, introduite avec une baguette de verre, a suffi pour colorer toute la solution renfermée dans le flacon.

Ces expériences ont été répétées plusieurs fois et en variant la nature des corps qui devaient produire la réaction désirée ; les résultats ont toujours été les mêmes, l'eau pulvérisée n'a jamais pénétré dans le flacon.

Après avoir expérimenté sur les liquides pulvérisés, il

nous a paru intéressant de rechercher si les corps pulvérulents *non liquides* se comportaient de la même manière.
A cet effet, nous nous sommes servi du même appareil,
des mêmes agents chimiques, avec cette seule différence
que nous avons remplacé le pulvérisateur de M. Sales-Girons
par un petit appareil dont nous nous servons pour faire
arriver les remèdes pulvérulents *non liquides* dans les
poumons. Cet appareil renfermait du cyanure jaune de
potassium finement pulvérisé, tandis qu'une solution ferrugineuse remplissait à demi le flacon. Au troisième coup de
piston, nous avons vu se former d'une manière manifeste
le bleu de Prusse dans le flacon. Peu à peu la poudre de
cyanure a disparu du petit appareil, et la coloration de plus
en plus foncée de la solution ferrugineuse nous a laissé
deviner ce qu'elle était devenue.

Ainsi donc, les liquides pulvérisés ne peuvent pas circuler dans un tube que les corps pulvérulents *non liquides*
traversent avec une grande facilité, puisque trois coups de
piston suffisent pour démontrer leur trajet et leur arrivée
dans le flacon.

RECHERCHES PHYSIOLOGIQUES. — Si les liquides pulvérisés
pénètrent dans la trachée et les bronches, les principes
médicamenteux dont ces liquides sont chargés devront se
retrouver en partie dans les matières de l'expectoration.
Atteint en ce moment d'une bronchite assez intense, nous
avons eu la satisfaction d'utiliser notre mal au service d'une
bonne cause. Il s'agissait cependant de trouver une substance moins facilement absorbable par les tissus que l'iodure de potassium, et possédant en même temps une réaction d'une sensibilité telle que la plus petite quantité pût
être reconnue. L'arsenic réunissant ces deux conditions,
une solution de 5 centigrammes d'acide arsénieux dans

4

500 grammes d'eau a été introduite dans le pulvérisateur.

Première expérience. — Pour favoriser la pénétration de la poussière aqueuse, nous nous sommes placé à 5 centimètres environ de l'embouchure de l'appareil, et, la bouche grandement ouverte, nous avons respiré jusqu'à l'entière pulvérisation des 500 grammes d'eau. Quelques minutes après nous avons recueilli les matières expectorées (4 gram.) dans une coupelle de platine pour les dessécher ; nous les avons ensuite incinérées au contact du nitrate de potasse, et les produits de la combustion ont été traités par l'acide sulfurique étendu d'eau. Ce mélange a été porté à l'ébullition pendant quelques instants, et après son refroidissement nous l'avons introduit dans l'appareil de Marsh. La tache caractéristique qui devait paraître sur la porcelaine ne s'est pas produite. Pour nous assurer qu'il n'y avait pas d'erreur, nous avons introduit dans l'appareil une goutte de la solution arsenicale dont nous nous étions servi, et cette fois nous avons pu recueillir la tache arsenicale caractéristique. N'ayant pas à appréhender la présence de l'antimoine, nous n'avons pas cherché à produire l'anneau.

Deuxième expérience. — La même expérience a été répétée sur un jeune homme de dix-huit ans, atteint d'une bronchorrhée spécifique très abondante. Les résultats ont été également négatifs. Ces deux expériences, quoiqu'elle nous paraissent décisives, donnent prise néanmoins à quelques objections. La poussière aqueuse, dira-t-on, a pu glisser sur les mucosités, et ne pas se mêler avec elles, de sorte qu'il n'est pas étonnant que ces matières ne renferment pas d'arsenic. Cela est possible, et c'est pour répondre à cette objection que nous avons institué les expériences suivantes.

Troisième expérience. — Une solution de nitrate d'argent

assez concentrée pour produire une légère exsudation blan-
châtre sur la muqueuse de la bouche a été introduite dans
l'appareil pulvérisateur. Pour protéger la cavité buccale,
nous avons respiré à travers un tube de verre ayant 3 centimètres de diamètre, puis nous avons examiné les résultats
avec le laryngoscope : la paroi antérieure du pharynx était
très sensiblement blanche, mais l'intérieur du larynx avait
conservé sa couleur naturelle. Quelques instants après, nous
avons examiné les matières de l'expectoration, qui n'ont
présenté aucune particularité.

Quatrième expérience. — La possibilité d'opérer sur
l'homme avec la même clarté, la même facilité que si nous
eussions employé un appareil de verre, donne à l'expérience suivante une grande supériorité et une valeur trop
concluante, pour qu'après elle, l'esprit de doute puisse en
désirer d'autres.

Le sujet qui a si bien servi nos desseins est un jeune
homme de vingt-quatre ans. Le 15 mai 1857, à la suite
d'une fracture du larynx par le passage d'une roue de
voiture sur le cou, il fut pris de tels accès de suffocation,
que M. Maisonneuve (hôpital de la Pitié) dut pratiquer la
trachéotomie. Quelque temps après, ce jeune homme
sortit de l'hôpital, conservant une canule dans la trachée.
A l'occasion de nos expériences, ce fait nous est revenu à
la mémoire, et nous avons pensé qu'il pourrait nous être
de quelque utilité. Sur les indications bienveillantes de
l'éminent chirurgien de l'Hôtel-Dieu, nous nous sommes
mis à la recherche de l'opéré, et nous l'avons enfin trouvé
dans un des quartiers les plus excentriques de Paris.

Ce jeune homme, ouvrier maçon, peut à peine se faire
entendre par la parole; il articule bien, mais le son est très
peu sensible. Cependant il respire par la bouche, ce

dont il est facile de s'assurer en plaçant une main devant cet orifice, pendant que l'autre ferme l'entrée de l'ouverture trachéale.

Pour avoir la raison de ces phénomènes insolites, nous avons examiné l'organe de la voix avec le laryngoscope. Les dimensions intérieures du larynx au-dessus des cordes vocales sont normales, mais les ligaments vocaux n'ont pas cet aspect nacré qui les caractérise à l'état physiologique ; ils sont rouges comme le reste de la muqueuse laryngienne ; vers le tiers antérieur de la corde vocale gauche, apparaît, de la grosseur d'une lentille, un petit tubercule ayant toutes les apparences d'un cartilage. Pendant l'inspiration, les cartilages aryténoïdes remplissent bien leurs fonctions, et la cavité laryngienne se dilate d'une manière irréprochable. Il n'en est pas de même pendant l'expiration : ce temps de l'acte respiratoire est très pénible, et c'est alors surtout que l'ouverture trachéale est presque indispensable. L'obstruction du larynx pendant l'expiration tient sans doute à la lésion du cartilage cricoïde, sur lequel a porté principalement la fracture, et, par suite, à la paralysie des muscles crico-thyroïdiens et crico-aryténoïdiens latéraux. Nous nous proposons d'éclaircir ce cas pathologique difficile à comprendre tout d'abord, et dont la guérison est peut-être possible. Quoi qu'il en soit, la persistance des mouvements inspirateurs nous étant seule nécessaire pour notre expérience, voici comment nous l'avons effectuée :

Un bourdonnet de coton, autour duquel nous avons noué un fil, a été introduit dans la canule trachéale ; l'appareil pulvérisateur contenait 5 grammes d'iodure de potassium dissous dans 500 grammes d'eau. Le jeune homme s'est mis bravement à respirer le liquide pulvérisé. Pendant l'inspiration, l'orifice de la canule était tenu fermé avec le doigt, et nous soulevions légèrement ce dernier pendant l'expiration, pour ne pas gêner l'acte respiratoire. A deux reprises différentes, nous avons fermé l'appareil pour laisser reposer le malade, puis, quand toute l'eau a été pulvérisée, nous avons retiré le coton, qui, à la vue, ne présentait aucune trace de poussière aqueuse. Pendant quelques instants, ce coton a macéré dans de l'eau amidonnée et traitée par l'acide sulfurique, mais la couleur bleue caractéristique n'a pas paru ; tandis que nous l'avons obtenue très belle en ajoutant à cette même solution une goutte de l'eau condensée qui s'était échappée de l'appareil pulvérisateur.

Plus tard, nous avons pratiqué la même expérience sur une infirmière de l'hôpital Beaujon, et nous sommes arrivé aux mêmes résultats. Dans cette circonstance, nous avons employé le tannin et le fer comme réactifs.

Les nombreuses expériences que nous venons de décrire parlent assez d'elles-mêmes ; nous pensons néanmoins que, dans un sujet aussi grave, il est indispensable de traduire, en l'expliquant, leur véritable signification.

EXPÉRIENCES PHYSIQUES. — Ces expériences nous ont édifié sur trois points importants de la pulvérisation.

1° *L'abaissement de température que l'action pulvérisatrice entraîne avec elle.* — Cet abaissement est toujours de **3** degrés au-dessous de la température de l'air ambiant, quelle que soit la température de l'eau au moment où elle est introduite dans l'appareil. Nous trouvons facilement dans ce refroidissement la cause des enrouements, des trachéo-bronchites que l'on a vus parfois succéder à l'emploi de la pulvérisation. En effet, ces fâcheux effets ont été obtenus aussi bien avec des remèdes actifs qu'avec une simple décoction de simples ; il n'est donc pas permis d'accuser les remèdes, et le moyen qui a servi à les administrer doit être seul incriminé. Si l'on reçoit sur la figure de l'eau réduite en poussière, on éprouve un sentiment de fraîcheur extraordinaire ; et l'on conçoit qu'il n'en faille pas davantage, si cette impression dure quelques minutes, pour déterminer des accidents fâcheux, surtout chez les personnes dont la poitrine est délicate.

Dans les établissements d'eaux thermales, la pulvérisation semble devoir être encore plus fâcheuse, en la considérant toujours au même point de vue. Là on pulvérise en grand dans de vastes salles, de telle sorte que les malades se trouvent dans une atmosphère humide, sursaturée d'eau. Jusque-là, il n'y a peut-être aucun mal, c'est le vaporarium des anciens, la salle aux inhalations des modernes ; mais l'eau qui tombe en pluie sur ces figures délicates, qui ruisselle le long des vêtements, nous paraît devoir être nuisible au dernier point.

2° *L'application de la pulvérisation à la thérapeutique est un moyen fort coûteux et d'un emploi à peu près impossible en dehors des établissements thermaux.* — En effet, sur 500 grammes d'eau, 50 grammes seulement sortent de l'appareil à l'état de poussière aqueuse ; 30 grammes environ pénètrent dans la cavité buccale, où ils se condensent en partie. Admettons, pour le moment, que 5 grammes pénètrent dans les voies aériennes ; si l'eau introduite dans l'appareil tenait en dissolution 1 gramme d'iode ou 1 gramme de sulfure de potasse, 1 centigramme de l'une ou l'autre de ces substances aura pénétré avec les 5 grammes d'eau pulvérisée dans les voies respiratoires. C'est par trop homœopathique en vérité, et l'on se demande s'il est raisonnable de dépenser 60 francs à l'achat d'un pulvérisateur pour un résultat si minime. N'est-il pas plus simple et plus naturel de réduire en poudre impalpable un peu de sulfure de potasse, et de l'aspirer à travers un tube, si l'on a tant à cœur de mettre le soufre en contact avec le poumon ? Ce moyen, moins savant, moins joli peut-être que la pulvérisation des liquides, n'en est que plus ex-péditif, plus sûr et plus économique.

3° *Les liquides pulvérisés sont incapables de circuler à travers un tube de verre légèrement recourbé et ayant 2 centimètres de diamètre intérieur sur 25 centimètres de longueur.* — Cette vérité ressort d'une manière évidente de nos expériences, car il n'y a qu'à ouvrir les yeux pour voir. Cependant nos yeux auraient pu laisser échapper quelques atomes de poussière, et, dans cette crainte, nous examinerons les épreuves chimiques avant de conclure d'après les faits physiques.

EXPÉRIENCES CHIMIQUES. — Ces expériences ont une im-portance très grande, puisque, en démontrant l'impossi-bilité de faire circuler les liquides pulvérisés dans un tube inerte ayant les dimensions du tube aérien, on a prouvé, par ce fait, l'incapacité de ces mêmes liquides à arriver jusqu'aux poumons. Et que l'on ne vienne pas dire, comme M. Sales-Girons l'a déjà fait, que des expériences pratiquées sur la matière inerte ne prouvent rien quand il s'agit d'un fait physiologique. Notre honorable confrère entend peut-être les phénomènes biologiques d'une manière peu com-mune ; mais, quelle que soit sa doctrine, il doit penser avec nous qu'il est permis quelquefois, sans crainte de se tromper, de conclure d'un fait purement physique à un fait physiologique. Dans cette circonstance, par exemple, nous désirons savoir si des liquides réduits en poussière peuvent arriver jusqu'aux poumons. Pour arriver jusque-là, ils sont obligés de parcourir un tube ayant en moyenne

15 millimètres de diamètre (cette moyenne est un peu exagérée) ; ce tube présente une courbure à angle droit, un
rétrécissement au niveau de la glotte, et, de plus, il est
vivant, sensible par-dessus tout, et *ennemi* de tout corps
solide ou liquide qui voudrait le parcourir. La poussière
aqueuse, on le prévoit, aura beaucoup de peine à s'insi-
nuer à travers tous ces obstacles ; évidemment, elle circu-
lera mieux à travers un tube inerte, ayant 2 centimètres
de diamètre intérieur, ne présentant pas de rétrécissement,
et ne réagissant pas, comme le feraient le larynx et la
trachée, contre les corps étrangers solides ou liquides. Si
donc nous démontrons que les liquides pulvérisés ne
peuvent pas circuler dans ce dernier tube, nous serons fer-
mement autorisé à conclure qu'ils sont complétement incapables de circuler dans le premier. C'est ce qui a été fait.
Non-seulement nous avons prouvé que les liquides pulvérisés ne pouvaient pas, *sans se condenser*, pénétrer dans un
tube ayant 2 centimètres de diamètre intérieur sur 25 centimètres de long, mais encore nous avons démontré que
les corps pulvérulents *non liquides* parcouraient le même
tube avec la plus grande facilité. D'où vient cette différence
dans les résultats ? Elle n'est pas difficile à expliquer. Si
l'on aspire à travers un tube légèrement recourbé et chargé
d'une poussière *non liquide* à l'extrémité opposée, cette
poussière, obéissant à la force qui la sollicite, viendra se
heurter sur la courbure du tube, sans y demeurer adhérente, et arrivera par des ricochets successifs jusqu'à la
acvité buccale.

Si à travers le même tube on aspire un *liquide pulvérisé*, les particules liquides, venant se heurter sur la courbure du tube, y resteront condensées, et n'arriveront pas
par conséquent jusqu'à la bouche. D'autres motifs donnent

encore raison de cette différence. Par la manière dont elle est pulvérisée, l'eau sort de l'appareil sous la forme d'un pinceau de rayons divergents, qui ne doivent pas tarder à rencontrer les parois du tube et à se condenser sur lui. D'un autre côté, les particules aqueuses, au sortir de l'appareil, se trouvent sous l'influence d'une impulsion en droite ligne qui ne leur permet pas de suivre les courbes légères que présente le tube dans lequel elles circulent, et elles viennent se condenser, en se heurtant sur les parois.

Ces considérations, expérimentalement vraies en tout point, nous amènent à poser cette conclusion : *Les liquides pulvérisés ne pouvant pas circuler, sans se condenser, dans un tube inerte ayant les dimensions du tube aérien, alors que les poussières non liquides traversent ce même tube avec la plus grande facilité, il n'est pas possible de penser à l'emploi de la pulvérisation des liquides pour faire pénétrer les remèdes jusqu'aux bronches.*

EXPÉRIENCES PHYSIOLOGIQUES. — Par les raisons que nous en avons données plus haut, il nous était permis, dans cette circonstance, de conclure d'un fait physico-chimique à un fait physiologique. Nous pouvions, à la rigueur, nous dispenser d'expérimenter sur l'homme, mais des esprits sévères auraient pu nous reprocher, peut-être à juste raison, cette lacune.

Nous avons donc expérimenté sur l'homme, et nous avons obtenu les résultats que les expériences physico-chimiques avaient déjà fait prévoir : *Les liquides pulvérisés ne circulent pas plus à travers le tube aérien qu'à travers un tube inerte.*

Nous croyons cependant qu'il est possible de faire pénétrer les liquides pulvérisés dans la cavité laryngienne, mais, non sans quelque difficulté. Notre expérience prouverait le contraire, car nous n'avons pas pu découvrir des traces de nitrate d'argent dans cette cavité. Néanmoins l'accès de toux qui succède à une inspiration savamment faite, prouve bien le contact du corps étranger avec l'organe de la voix. J'ai dit tout à l'heure *savamment faite*, parce qu'il est possible de respirer devant un appareil pulvérisateur, sans qu'un atome de liquide pénètre dans les voies aériennes. C'est ainsi que respire le malade inexpérimenté. Mais si l'on ouvre bien la cavité buccale, si la langue se place bien sur le plancher de la bouche, si enfin les muscles du voile du palais se contractent de façon à relever la luette et à laisser voir la paroi pharyngienne, alors on sera dans les meilleures conditions pour respirer la poussière aqueuse. Les parties de la bouche ainsi disposées, il n'y a plus qu'à redresser la tête pour détruire autant que possible la courbe à angle droit que forme le tube aérien avec la cavité buccale; et, si l'on aspire en ce moment, il y a beaucoup de chances pour que le liquide pulvérisé pénètre dans le larynx. On reconnaît d'ailleurs ce résultat à la toux inévitable qui succède à la pénétration du liquide. Si ce n'était cette toux suffocante, on pourrait continuer l'opération, et faire parvenir ainsi la poussière dans la trachée, mais la chose n'est pas possible. Malgré l'habitude, malgré la volonté d'un homme qui cherche la solution d'un problème scientifique, il n'est pas possible d'obtenir de nouveau le même résultat. Malgré soi, le larynx se met à l'abri, on dirait qu'il a souvenance des impressions douloureuses ; l'épiglotte s'abaisse comme un toit protecteur sur son ouverture; le muscle aryténoïdien fait basculer en avant les cartilages aryténoïdes, et il ne reste qu'un petit pertuis pour le passage de l'air. Le poumon respire en ce moment à travers la glotte, de la même façon que l'œil plongé dans une atmosphère de poussière regarde à travers les cils rapprochés. Ce pertuis, suffisant pour laisser passer l'air, ne laisse jamais pénétrer la poussière aqueuse.

Ainsi donc, aux causes purement physiques qui s'opposent à la pénétration des liquides pulvérisés dans les voies aériennes, et qui sont :

1° La divergence des particules aqueuses en sortant de l'appareil ;

2° L'impulsion en droite ligne communiquée à la poussière par l'appareil ;

3° La courbure du tube,

nous ajouterons :

4° La juxtaposition du voile du palais sur la base de la langue ;

5° Le rétrécissement involontaire, irrésistible de l'orifice glottique ;

6° La sensibilité exquise du larynx.

Des considérations et des faits qui précèdent nous croyons être autorisé à déduire les conclusions suivantes :

1° Il est possible d'exercer, au moyen de la pulvérisation, une action topique sur le larynx, mais une action courte, instantanée, par exemple : le temps suffisant pour cautériser cet organe.

2° Les liquides pulvérisés ne pénètrent dans les voies respiratoires, ni avec assez de facilité, ni en quantité suffisante pour qu'on puisse les employer à la curation des maladies des bronches et du parenchyme pulmonaire.

Depuis la présentation de ce mémoire à l'Académie des sciences (16 septembre 1861), nous avons eu l'honneur d'avoir quelques contradicteurs. L'expérience que nous avions faite sur le maçon porteur d'une canule à la trachée a été répétée sur une infirmière de l'hôpital Beaujon, atteinte de la même infirmité. Il était donc de notre devoir d'expérimenter sur la même femme, c'est ce que nous avons fait avec la plus scrupuleuse attention ; mais la nouvelle expérience est venue confirmer nos premiers résultats. Cette contradiction expérimentale nous a préoccupé longtemps, et, dans l'impossibilité d'en trouver la cause, nous nous sommes consolé par cette pensée que, arrivant tous les jours à introduire des liquides non pulvérisés, des sondes, des éponges, dans le larynx des malades, un autre que nous avait bien pu y faire parvenir un liquide réduit en poussière. Nous acceptons ainsi le fait comme tour de force opératoire, mais nous le nions comme preuve démonstrative de la possibilité de mettre tous les jours en contact avec les poumons des liquides médicamenteux pulvérisés. D'ailleurs, il faut savoir s'élever en cette circonstance au véritable point de vue de la question, qui est le point de vue thérapeutique. Peu importe, en effet, que l'on démontre expérimentalement la pénétration, dans quelques cas, des liquides pulvérisés dans la trachée, si les malades ou la majorité des médecins eux-mêmes ne peuvent pas obtenir le même résultat ! Le tube aérien est plus ou moins ouvert, plus ou moins accessible, selon les circonstances, à l'arrivée des corps étrangers : on a vu des pois, des haricots, pénétrer jusqu'aux bronches par conséquent, des liquides pulvérisés peuvent bien y pénétrer, mais, eux aussi, dans des circonstances *rares et exceptionnelles*. Peuvent-ils pénétrer avec *facilité, toujours et en quantité suffisante ?* telle est, au point de vue vraiment utile, la question qu'il fallait résoudre, et c'est ce que nous croyons avoir fait au moyen de la méthode expérimentale fécondée par quelques considérations physiologiques.

De la pénétration des gaz, des corps volatils et des vapeurs dans les voies respiratoires (1).

Gaz. — D'après Berzelius, tous les gaz acides, en général, produisent un spasme de la glotte qui s'oppose à leur pénétration dans les poumons (2). Cet auteur raconte que H. Day faillit perdre la vie après avoir respiré du gaz oxyde nitrique ; sous l'influence de ce gaz transformé en acide nitreux, la glotte se resserra avec tant de violence, que, pendant quelques secondes, il lui fut impossible de respirer. Malheureusement tous les gaz ne produisent pas ce phénomène, sorte d'avertissement salutaire, et la plupart d'entre eux pénètrent dans les bronches d'une manière si insidieuse qu'il est souvent trop tard lorsque le médecin est appelé. Le gaz oxyde de carbone, l'hydrogène sulfuré, donnent lieu, tous les jours, à des accidents de ce genre.

La thérapeutique a mis à profit cette faculté, précieuse pour elle, qu'ont les gaz de pénétrer dans les poumons. On a employé l'ammoniaque, le chlore, l'acide sulfureux, les vapeurs d'acide chlorhydrique, contre diverses mala-

---

(1) La pénétration de ces substances dans les poumons n'étant l'objet d'aucun doute pour personne, nous avons dû nous borner à quelques considérations pratiques.

(2) Berzelius, t. VII, p. 107.

dies, mais le plus précieux de tous est sans contredit.l'acide sulfhydrique. Ce gaz, répandu abondamment dans les principales stations thermales sulfureuses, contribue nécessairement, par son contact avec les lésions pulmonaires, à opérer ces cures merveilleuses que les phthisiques viennent demander aux eaux. Mieux que personne, Lallemand a fait ressortir les avantages des émanations sulfureuses ; voici un passage de la lettre qu'il écrivait à Arago sur ce sujet :

« Tout le monde sait que les eaux sulfureuses sont d'un puissant secours contre toutes les affections anciennes du poumon. On connaît, en particulier, la réputation des Eaux-Bonnes contre tous les cas de cette nature. Mais comment les emploie-t-on en général ? En bains, et surtout en boisson. Les Eaux-Bonnes ne s'administrent même que sous cette forme, à cause de leur basse température. Si les eaux sulfureuses sont si utiles contre les affections pulmonaires chroniques, appliquées seulement à la peau ou introduites dans les organes digestifs, de quelle efficacité ne doivent-elles pas être lorsqu'elles sont mises en contact immédiat avec les tissus mêmes qui sont malades, lorsqu'elles pénètrent, en un mot, dans les dernières ramifications bronchiques ! Tous les praticiens ont senti l'importance de cette action directe, immédiate, et plusieurs ont imaginé divers moyens de faire respirer aux malades de l'air chargé de principes médicamenteux.

» Ces essais n'ont pas été suivis de succès, parce que la respiration avait lieu à travers des tubes plongeant dans les vapeurs destinées à pénétrer dans les poumons ; il en est toujours résulté une gêne dans la respiration, qui ne permettait pas de prolonger cette espèce de supplice au delà de quelques minutes. Pour obvier à cet inconvénient capital, j'ai imaginé de faire vivre, en quelque sorte, ces malades dans l'atmosphère même des eaux sulfureuses, en leur réservant un immense local dans lequel la vapeur, arrivant par en bas et s'échappant par le haut, entretient la température de ce courant continu à 18 ou 20 degrés centigrades environ, température qu'on peut, au reste, faire varier à volonté, ainsi que la quantité de vapeur en circulation.

» Dans le principe, on n'y reste qu'une heure ou deux matin et soir ; mais on s'y habitue bientôt, de manière à y rester douze heures par jour, sans la moindre incommodité, en s'y livrant aux mêmes occupations que dans son cabinet. Sans être médecin, on peut facilement imaginer quelle puissante influence une médication aussi directe, aussi permanente, peut exercer sur les organes affectés. Elle est telle que, dès les premiers jours, les malades en éprouvent un effet sensible.

» En ce moment, il y a dans l'établissement plusieurs phthisiques qui sont guéris depuis deux ou trois ans, et qui y reviennent passer les plus mauvais jours de l'hiver, dans la crainte de quelque rechute ; plusieurs ont quitté Pise ou Naples pour revenir se plonger dans les vapeurs qui leur ont été salutaires et que le plus beau climat ne peut remplacer. Notez bien que je parle ici de phthisies tuberculeuses parfaitement constatées par l'auscultation, de phthisies accompagnées de sueurs nocturnes, de diarrhées colliquatives, enfin de tous les symptômes qui accompagnent la dernière période de cette terrible maladie, dont le nom seul paraît un arrêt de mort.

» C'est donc une révolution à introduire dans la thérapeutique de ces affections, non-seulement quant à l'époque de l'administration des eaux sulfureuses, mais encore quant au mode de leur emploi, puisqu'il s'agit de les faire pénétrer jusqu'aux tissus altérés, comme on applique un topique sur un mal extérieur, et cela pendant des journées entières, s'il le faut, etc. (1). »

Cette citation, empruntée à l'illustre professeur de Montpellier, démontre mieux que nous n'aurions pu le faire nous-même, l'heureuse influence topique du gaz sulfhydrique sur les lésions pulmonaires; elle démontre encore l'utilité d'analyser les atmosphères des piscines, des étuves sèches ou humides, des douches, de toutes les salles, en un mot, où les malades viennent chercher le contact de l'eau sulfureuse. On trouverait peut-être dans cette étude la cause des différents modes d'action des eaux sulfureuses qui, avec une composition chimique à peu près identique, ont néanmoins une puissance curative bien différente. M. le professeur Filhol, dans un livre bien connu et rempli de connaissances utiles au médecin, a traité cette question intéressante (2). Il est cependant regrettable qu'il se soit borné à analyser l'air des piscines de Bagnères-de-Luchon. D'après cet auteur, un adulte qui, pendant une heure, resterait dans les piscines de Luchon, ferait passer dans ses poumons environ 320 litres d'air, contenant $3^{gr},62$ d'acide sulfhydrique (3). On juge par là si les lésions pulmonaires doivent être profondément modifiées, car le gaz sulfhydrique, même à petite dose, a une action très énergique. A propos de l'atmosphère des étuves sèches, voici ce que dit M. Filhol : « Il m'est arrivé souvent de

(1) Extrait des Comptes rendus de l'Académie des sciences, séance du 26 janvier 1846.

(2) Eaux minérales des Pyrénées, par E. Filhol, professeur de chimie à l'école de médecine de Toulouse.

(3) Page 299.

séjourner dans ces galeries pendant cinq à six heures consécutives pour y étudier les eaux à leur griffon. Quand je sortais de cette enceinte très chaude, j'éprouvais souvent un peu de malaise, quelques vertiges et toujours une lassitude très prononcée. J'étais poursuivi ensuite, pendant deux ou trois jours, par une odeur sulfureuse que des bains d'eau pure ne faisaient pas disparaître, et qui provenait évidemment du soufre que j'avais absorbé sous forme gazeuse par les poumons. Il m'est arrivé souvent d'éprouver des épistaxis qui n'offraient aucune gravité. »

Il est impossible, d'après tout ce qui précède que, par son introduction directe dans les voies respiratoires, le gaz sulfhydrique n'ait pas à revendiquer une grande part dans les cures obtenues par les eaux sulfureuses (1).

Corps volatils, émanations. — La pénétration des corps volatils dans les voies respiratoires intéreesse également l'hygiéniste et le thérapeutiste. Le premier, en effet, s'occupe de ces émanations innombrables par leur nature, qui, sous une forme invisible, s'introduisent dans les poumons, traversent les vésicules pulmonaires dépourvues d'un épithélium protecteur, et de là passent dans le torrent circulatoire, pour se manifester plus tard avec la physionomie de la fièvre jaune ou du choléra, sous la forme de la petite vérole ou du typhus, ou bien encore avec les caractères d'une fièvre intermittente ou pernicieuse.

Le second retire des avantages immenses de la volatilisation des corps aussi bien que de certaines émanations ; les applications de cette propriété de la matière aux affections

(1) Les eaux sulfureuses prises en boisson ont évidemment une action générale, mais l'élimination de l'acide sulfhydrique par les poumons doit être suivie d'un grand effet sur la lésion pulmonaire.

pulmonaires sont très nombreuses et quelquefois utiles.
Nous mentionnerons l'iode volatilisé, très efficace à une
certaine période de la phthisie ; les substances balsamiques
et aromatiques en fumigations sèches ou humides ; et enfin
le goudron, les huiles essentielles, qui trouvent également
leurs jours de succès dans certaines affections de la poitrine.

Vapeur. — Qu'elle soit capable ou non de conserver
dans ses vésicules les principes médicamenteux que l'eau
génératrice tient en dissolution, la vapeur d'eau a un mé-
rite incontestable, c'est d'être le seul topique antiphlogis-
tique que l'on puisse appliquer sur toutes les parties qui
s'étendent depuis l'arrière-gorge jusqu'aux vésicules pulmonaires. C'est le cataplasme de la peau intérieure. Les
plantes narcotiques, émollientes ou balsamiques lui commu-
niquent sans doute, par leurs émanations, des propriétés
nouvelles ; mais l'action de la vapeur aqueuse pure con-
serve néanmoins son importance. Le vaporarium qui, depuis les Romains, existe dans la plupart des thermes, ne
cessera pas, il faut l'espérer, de contribuer au soulagement
des ma lades.

Fumée du tabac. — L'usage du tabac est si répandu
aujourd'hui, qu'il n'est pas rare de rencontrer des affections
produites par les fâcheux effets de cette plante. Ce sont
quelques noms de plus à ajouter à la longue nomenclature
des maladies que l'homme a lui-même inventées, pour son
usage personnel.

Si le cigare et la pipe revendiquent pour eux la stomatite,
le cancer des ramoneurs, les syphilides ; la cigarette, plus
modeste, se réserve les angines et les laryngites chroniques, sans compter les effets généraux sur le système
nerveux.

Nous n'avons pas à nous occuper ici de ces diverses maladies, mais il entre parfaitement dans les attributions que le titre de ce travail nous impose, de rechercher ce que devient la fumée du tabac après son introduction dans la bouche. Est-elle avalée, est-elle aspirée? pénètre-t-elle dans l'œsophage ou dans le larynx? Les avis étant partagés, nous avons voulu résoudre la question par une expérience.

Un de nos premiers artistes lyriques, intrépide fumeur de cigarettes, a bien voulu se prêter à nos essais. M. R..., ayant *avalé*, comme on dit, autant de fumée que cela lui est possible, nous avons introduit le laryngoscope dans l'arrière-gorge. Les cordes vocales étaient appliquées l'une contre l'autre, de façon à intercepter complétement le passage de l'air. Cependant le besoin de respirer ne tarda pas à se faire sentir, la barrière glottique s'ouvrit, et nous vîmes alors un flot de fumée s'échapper par le larynx. Dans une seconde expérience, nous avons recommandé à M. R... d'avaler véritablement la fumée, c'est-à-dire de faire passer la fumée dans l'œsophage par un mouvement de déglutition. L'expérience a été négative. Ainsi donc, la fumée pénètre bien dans les bronches.

Dans l'action de fumer il y a deux temps bien distincts. Dans le premier temps, on aspire pour faire pénétrer la fumée dans la bouche seulement; là elle perd quelques degrés de son calorique et une certaine quantité de matières âcres volatilisées par la combustion; ainsi purifiée et refroidie, une nouvelle aspiration la fait pénétrer dans les bronches, c'est le second temps. Plus ingénieux, plus hygiénistes, si l'on peut parler ainsi, les Orientaux ont pu supprimer la première aspiration en se servant du narguilé. Dans cet appareil, la fumée traverse une couche d'eau de 10 centimètres de hauteur environ; elle arrive

ainsi à la bouche, suffisamment refroidie et purifiée, pour
pénétrer directement dans les bronches, sans s'arrêter dans
la cavité buccale.

Les effets de la pénétration de la fumée dans le larynx
et les bronches sont faciles à prévoir : la muqueuse de
l'arrière-gorge et celle du tube aérien s'enflamment légèrement sans provoquer de douleur ; mais peu à peu l'in-
flammation passe à l'état chronique ; il se produit une
sécrétion plus abondante, et alors les chanteurs disent qu'ils
ont des *chats* dans le larynx.

Pénétration des corps solides et liquides.

Malgré les obstacles si ingénieusement disposés à l'entrée des voies respiratoires, malgré l'art merveilleux avec
lequel l'air atmosphérique est pour ainsi dire tamisé et
dépouillé de toutes les impuretés tangibles avant son arrivée dans les vésicules pulmonaires, les poussières pénètrent dans les bronches, et, dans quelques circonstances,
des corps plus volumineux encore peuvent s'y introduire
également.

D'après nos recherches effectuées sur 114 larynx appartenant à des sujets de tout âge, l'ouverture glottique aurait
en moyenne les dimensions suivantes :

Le diamètre antéro-postérieur de la glotte (inter-aryté-
noïdienne et interligamenteuse) est :

A cinq ans, de $0^m,012$;

A dix ans, de $0^m,015$;

A quinze ans, de 0^m,018;

A vingt ans, de 0^m,20;

Après vingt ans, de 0^m,24.

Le grand diamètre transverse, beaucoup plus difficile à mesurer à cause de sa mobilité et de l'absence de points fixes, présente dans la respiration naturelle une longueur de 1 centimètre environ après l'âge de vingt ans.

Dans les inspirations forcées, accompagnées de la con‑ traction des muscles dilatateurs de la glotte, il est fréquent de voir le grand diamètre transverse acquérir une longueur de 0^m,015 à 0^m,02 (1). C'est dans ces circonstances qu'il est possible de voir très loin dans la trachée ; c'est alors aussi que des corps volumineux, tels que louis d'or, haricots, noyaux de cerise, etc., etc., peuvent s'introduire avec facilité dans les voies aériennes.

Ces corps venus de l'extérieur s'introduisent dans le larynx pendant les grandes inspirations, et à la condition que la vigilance de l'appareil glottique sera momentané‑ ment détournée ou suspendue.

Nous allons mentionner les principaux mouvements qui, détournant à leur profit l'action de l'épiglotte et de la glotte, favorisent ainsi la pénétration des corps étrangers.

Lorsque les enfants s'exercent en jouant à recevoir dans leur bouche des objets qu'ils ont lancés à une certaine hauteur, ils inclinent leur tête en arrière, de manière à effacer le coude à angle droit formé par la cavité buccale et le larynx ; dès lors le corps étranger, sollicité par une forte inspiration, pénètre avec d'autant plus de facilité dans l'or-

---

(1) D'après M. Cruveilhier, le diamètre antéro-postérieur de la glotte mesure en moyenne 0^m,020 ; le diamètre transverse n'aurait que de 6 à 8 millimètres. (*Anatomie descriptive*, t. III, p. 508.)

gane de la voix que, le trajet qu'il parcourt est à peu près direct. Les accidents de ce genre sont assez fréquents chez les enfants.

Pendant la déglutition, aucune substance solide ou liquide ne peut pénétrer dans le larynx; mais si, pendant cet acte, on veut rire ou parler, l'épiglotte se redresse et les matières peuvent pénétrer dans le tube aérien : rien n'est plus fréquent que le passage d'une petite quantité de boisson dans le larynx ; c'est ce que l'on appelle vulgairement *boire de travers*. Ces accidents sont peu dangereux ; habituellement on en est quitte pour une douleur assez vive, et une quinte de toux salutaire. Quelquefois, cependant, il arrive que le corps étranger est assez volumineux pour donner lieu à des accidents plus graves.

Dupuytren raconte, dans ses *Leçons orales* (tome III, page 499), qu'une dame ayant succombé à un accès de suffocation avant qu'il eût pu lui apporter du secours, il en fit l'autopsie, et il trouva un morceau de viande du volume d'une grosse noix qui bouchait la partie supérieure des voies aériennes.

Le bâillement est encore un acte physiologique pendant lequel le tube aérien est ouvert aux corps étrangers. Heureusement, les convenances sociales, quelquefois d'accord avec les principes de l'hygiène, ont rendu les accidents moins fréquents, en soumettant à certaines règles la satisfaction de ce besoin.

Au point de vue de la thérapeutique, la pénétration des corps solides et liquides dans les voies aériennes a été, dans ces derniers temps surtout, l'objet de nombreuses recherches : c'est qu'il s'agissait de trouver le moyen de combattre avec succès une des plus terribles maladies qui sévissent sur l'enfance.

Évidemment, le croup est une maladie générale, ou pour mieux parler, un empoisonnement; l'ensemble de l'économie est malade, et cependant l'état général, qui, dans la plupart des maladies, a une si grande importance, reste ici au second rang des indications à remplir. Le danger du croup est dans toute l'économie, mais il est principalement là où les manifestations morbides menacent par leur présence la vie du malade : le plus souvent, en effet, la mort survient par obstruction des voies aériennes.

Il n'est donc pas étonnant que la partie mécanique ou chimique du traitement du croup ait particulièrement attiré l'attention du médecin, et qu'avec une persistance louable, ce dernier se soit efforcé de pénétrer avec ses instruments ou ses remèdes dans l'intérieur des voies respiratoires. Parmi les instruments qui permettent le mieux d'atteindre ce but, nous mentionnerons le porte-caustique de M. Trousseau, celui de M. Loiseau (de Montmartre); l'éponge porte-caustique et la seringue recourbée d'Anel. Cependant il n'est pas toujours facile d'arriver dans le larynx avec ces instruments. C'est pourquoi nous avons inventé un nouveau porte-caustique, présenté par M. le professeur Trousseau à l'Académie de médecine, dans la séance du 8 novembre 1860.

Dans l'année 1860-1861, nous avons eu à traiter dix-neuf enfants atteints du croup, et nous n'avons eu à regretter que la perte de six malades. La possibilité de citer le nom des honorables confrères qui ont été témoins de quelques-unes des cures nous donne la hardiesse de parler ici de nos succès.

Trois enfants appartenant à l'établissement de Saint-Nicolas, rue de Vaugirard, 112, ont été sauvés d'une manière évidente par l'emploi du porte-caustique. M. Blache dans un cas, M. le docteur Massé, ancien secrétaire de Récamier, dans un autre, ont été témoins du fait.

Dans une autre circonstance, appelé en consultation avec le docteur Loiseau (de Montmartre) et le docteur Peter pour l'enfant de M. Cantagrel, 7, rue Cadet, j'ai pu montrer à mes honorables confrères l'action rapide et efficace des cautérisations intra-laryngiennes pratiquées d'une manière sûre et certaine. Deux cautérisations exécutées l'une à midi, l'autre à cinq heures, suffirent pour mettre cet enfant hors de danger.

Le docteur A. Cros, qui en plusieurs circonstances a bien voulu se rappeler notre instrument, a été témoin de cinq cures de ce genre.

Ces résultats démontrent suffisamment, à notre avis, qu'il y a autre chose que la trachéotomie à employer contre le croup : dans certaines circonstances, cette opération devient un vrai prodige de l'art par les résultats qu'elle donne ; mais nous croyons qu'elle doit être précédée de l'emploi de moyens moins énergiques et assez efficaces cependant pour triompher quelquefois de la maladie. C'est parmi ces derniers moyens que nous avons placé notre instrument, avec la conviction qu'il occupe utilement sa place.

Conclusions générales.

1° Les poussières assez ténues pour rester quelques instants suspendues dans l'atmosphère peuvent pénétrer avec l'air dans les voies respiratoires.

2° Cette pénétration exige la réunion de plusieurs circonstances favorables, parmi lesquelles nous mentionnerons la respiration par la bouche, une dilatation suffisante de cette cavité, la conversation à haute voix, le chant, le rire, etc.

3° Les poussières insolubles qui pénètrent dans les tuyaux bronchiques sont le plus souvent rejetées au dehors par le mouvement des cils vibratiles et par l'expectoration.

4° La pénétration journalière des poussières insolubles dans les poumons peut, à la longue, troubler les fonctions de ces organes au point de leur faire perdre l'aptitude de rejeter ces mêmes poussières, qui s'accumulent alors dans les bronches.

5° Une maladie antérieure, une prédisposition avec affections pulmonaires, favorisent l'accumulation des poussières dans les voies respiratoires, et la présence de ces corps étrangers favorise à son tour le développement d'un germe qui, sans eux, serait resté peut-être à l'état latent.

6° Les poussières solubles, le plomb, l'arsenic, le mercure, sont en grande partie absorbées par les fosses nasales, la cavité buccale et l'estomac; l'absorption par les bronches est relativement moindre.

7° Les ateliers dans lesquels les ouvriers sont exposés à respirer une poussière quelconque doivent être suffisamment aérés ; l'air y doit être renouvelé par tous les moyens possibles.

8° Dans les ateliers, on doit parler à voix basse, éviter les grands mouvements respiratoires ou les actions qui les provoquent.

9° Une fontaine donnant de l'eau en grande abondance doit être à la portée des ouvriers, afin que, plusieurs fois par jour, ils puissent faire d'abondantes ablutions. L'ablution avant le repas est la plus importante : les mains doivent être très propres.

10° Les hommes qui vivent au milieu d'une poussière toxique, soluble ou pouvant le devenir par son ingestion dans l'estomac, doivent se laver très souvent la bouche, les fosses nasales, et se gargariser. Il est à désirer que la chimie puisse mettre à leur disposition une liqueur variable, selon la nature des poudres, et qui neutraliserait ces dernières dans tout le parcours du tube digestif.

11° L'emploi des tubes recourbés à l'une de leurs extrémités est le seul moyen rationnel d'insuffler les poudres médicamenteuses dans le larynx.

12° Pour faire pénétrer avec succès des poudres médicamenteuses solubles dans les bronches, il faut obtenir une atmosphère pulvérulente, et faire en sorte qu'elle ne provoque ni la toux, ni aucune sensation désagréable. Nous avons réalisé ces conditions avec un petit appareil très commode.

13° Les liquides pulvérisés qui, par leur pénétration dans les poumons, auraient pu rendre de si grands services à la thérapeutique des affections pulmonaires, ne pénètrent pas, d'après nos expériences, dans les voies respiratoires.

14° Les corps volatils, les gaz, les vapeurs, sont d'excellents moyens de traiter les affections de la poitrine, à cause de leur pénétration facile. Dans les établissements d'eaux sulfureuses, le gaz acide sulfhydrique qui se dégage de ces eaux est un des principaux agents de la curation des affections pulmonaires par son contact direct avec les lésions.

15° La fumée du tabac pénètre, quand elle est *avalée*, non dans l'œsophage, mais dans les bronches.

16° La cautérisation du larynx, si elle est pratiquée avec certitude, donne d'excellents résultats dans les cas de croup.

FIN.

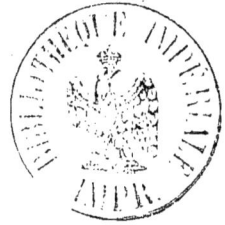

Extrait du catalogue de la librairie ADRIEN DELAHAYE.

AUBURTIN, ancien chef de clinique de la Faculté de médecine de Paris. **Recherches cliniques sur les maladies du cœur**, d'après les leçons du professeur Bouillaud, précédées de considérations, de philosophie médicale sur le vitalisme, l'organicisme et la nomenclature médicale, par le professeur BOUILLAUD. 1 vol. in-8.   3 fr. 50

BAZIN. **Leçons théoriques et cliniques sur la scrofule**, considérée en elle-même et dans ses rapports avec la syphilis, la dartre et l'arthritis. 2ᵉ édition revue, corrigée, et augmentée de recherches sur la scrofule viscérale, et de nombreuses observations. Paris, 1861, 1 fort vol. in-8 de plus de 700 pages.   7 fr. 50

BAZIN. **Leçons théoriques et cliniques sur les affections cutanées de nature arthritique et dartreuse**, considérées en elles-mêmes et dans leurs rapports avec les éruptions scrofuleuses, parasitaires et syphilitiques, professées par le docteur BAZIN, rédigées et publiées par L. SERGENT, interne des hôpitaux, revues et approuvées par le professeur. Paris, 1860, 1 vol. in-8 de 390 pages.   5 fr.

BROCA (Paul), professeur agrégé à la Faculté de médecine de Paris, chirurgien des hôpitaux, etc. **Études sur les animaux ressuscitants.** Paris, 1860, in-8 avec figures gravées.   3 fr.

CULLERIER, chirurgien de l'hôpital du Midi, etc. **Des affections blennorrhagiques.** Leçons cliniques professées à l'hôpital du Midi, rédigées et publiées par le docteur ROYET, ancien interne des hôpitaux de Paris, revues et approuvées par le professeur. Paris, 1861, 1 vol. in-8.   4 fr.

DOLBEAU, professeur agrégé à la Faculté de médecine de Paris, chirurgien des hôpitaux, etc. **De l'épispadias, ou Fissure uréthrale supérieure, et de son traitement.** Mémoire accompagné de 4 pl. représentant 12 sujets. Paris, 1861. 7 fr. 50

GRAVES. **Leçons de clinique médicale**, précédées d'une introduction de M. le professeur TROUSSEAU, ouvrage traduit et annoté par le docteur JACCOUD, interne des hôpitaux de Paris. Paris, 1862, 2 forts volumes in-8.   20 fr.

GROS ET LANCEREAUX. **Des affections nerveuses syphilitiques.** Ouvrage couronné par l'Académie impériale de médecine. Paris, 1861, 1 vol. in-8.   7 fr.

GUENEAU DE MUSSY (Noël). **Leçons cliniques sur les causes et sur le traitement de la tuberculisation pulmonaire**, faites à l'Hôtel-Dieu, recueillies par le docteur WIELAND. Paris, 1860, in-8 de 136 pages.   3 fr.

HARDY, médecin de l'hôpital Saint-Louis, professeur agrégé à la Faculté de médecine de Paris, etc. **Leçons sur les maladies de la peau**, rédigées et publiées par le docteur MOYSANT, ancien interne des hôpitaux de Paris, et GARNIER, interne des hôpitaux de Paris ; revues et approuvées par le professeur. Paris, 1859 et 1860, 2 vol. in-8.   7 fr. 50

MORDRET, lauréat de l'Académie de médecine de Paris, etc. **Traité pratique des affections nerveuses et chloro-anémiques**, considérées dans les rapports qu'elles ont entre elles. Ouvrage qui a obtenu un prix de l'Académie de médecine de Paris. Paris, 1861, 1 vol. in-8 de 496 pages.   6 fr.

NONAT, médecin de la Charité, agrégé libre de la Faculté de Paris, chevalier de la Légion d'honneur, etc. **Traité pratique des maladies de l'utérus et de ses annexes.** Paris, 1860, 1 fort vol. in-8, avec fig. intercalées dans le texte.   12 fr.

RICORD, chirurgien de l'hôpital du Midi, membre de l'Académie de médecine, etc. **Leçons sur le chancre**, professées à l'hôpital du Midi, recueillies et publiées par le docteur A. FOURNIER, ancien interne de l'hôpital du Midi ; suivies de notes et pièces justificatives et d'un formulaire spécial. 2ᵉ édition revue et augmentée. Paris, 1860, 1 vol. in-8 de 549 pages.   7 fr.

TRÉLAT, médecin à la Salpêtrière, etc. **La Folie lucide**, étudiée et considérée au point de vue de la famille et de la société. Paris, 1861, 1 vol. in-8.   6 fr.

VIRCHOW (Rodolphe), professeur d'anatomie pathologique à la Faculté de médecine de Berlin, membre correspondant de l'Institut de France. **La syphilis constitutionnelle.** Traduit de l'allemand par le docteur PAUL PICARD, revu, corrigé et considérablement augmenté par le professeur. Paris, 1860, 1 vol. in-8, avec fig. dans le texte.   4 fr.

Paris. — Imprimerie de L. MARTINET, rue Mignon, 2.

www.ingramcontent.com/pod-product-compliance
Lightning Source LLC
Chambersburg PA
CBHW071242200326
41521CB00009B/1588